横道誠 × 菊池真理子 × 二村ヒトシ

宗教2世、発達障害、愛着障害、
依存症、セックス、創作活動
をめぐる対話

「ほどよく」なんて生きられない

明石書店

Prologue

●

菊池真理子

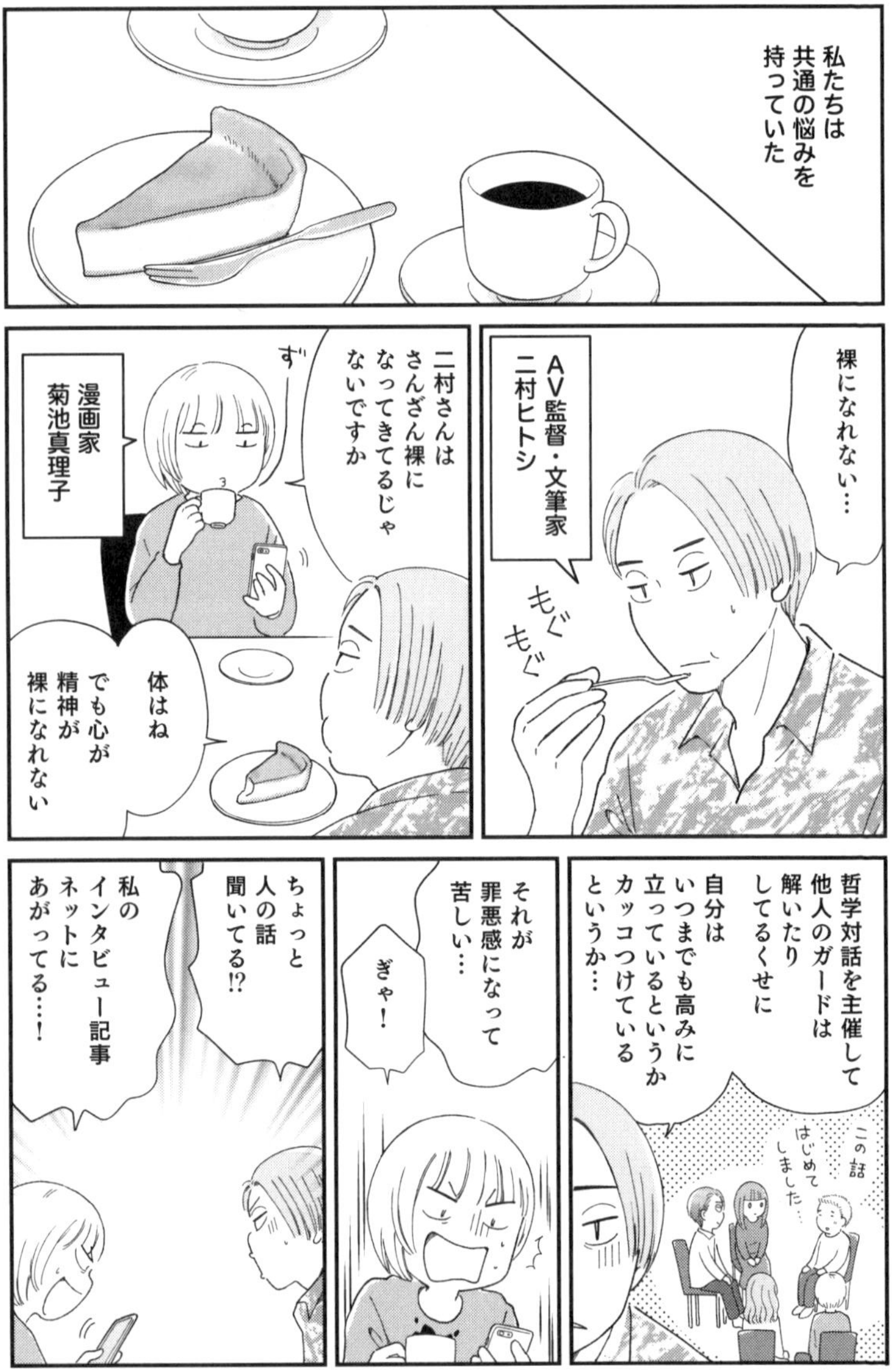

私たちは共通の悩みを持っていた
裸になれない…
AV監督・文筆家 二村ヒトシ
もぐもぐ
二村さんはさんざん裸になってきてるじゃないですか
ずー
漫画家 菊池真理子
体はね でも心が精神が裸になれない
哲学対話を主催して他人のガードは解いたりしてるくせに自分はいつまでも高みに立っているというかカッコつけているというか…
この話はじめてしました…
それが罪悪感になって苦しい…
ぎゃ！
ちょっと人の話聞いてる⁉
私のインタビュー記事ネットにあがってる…！

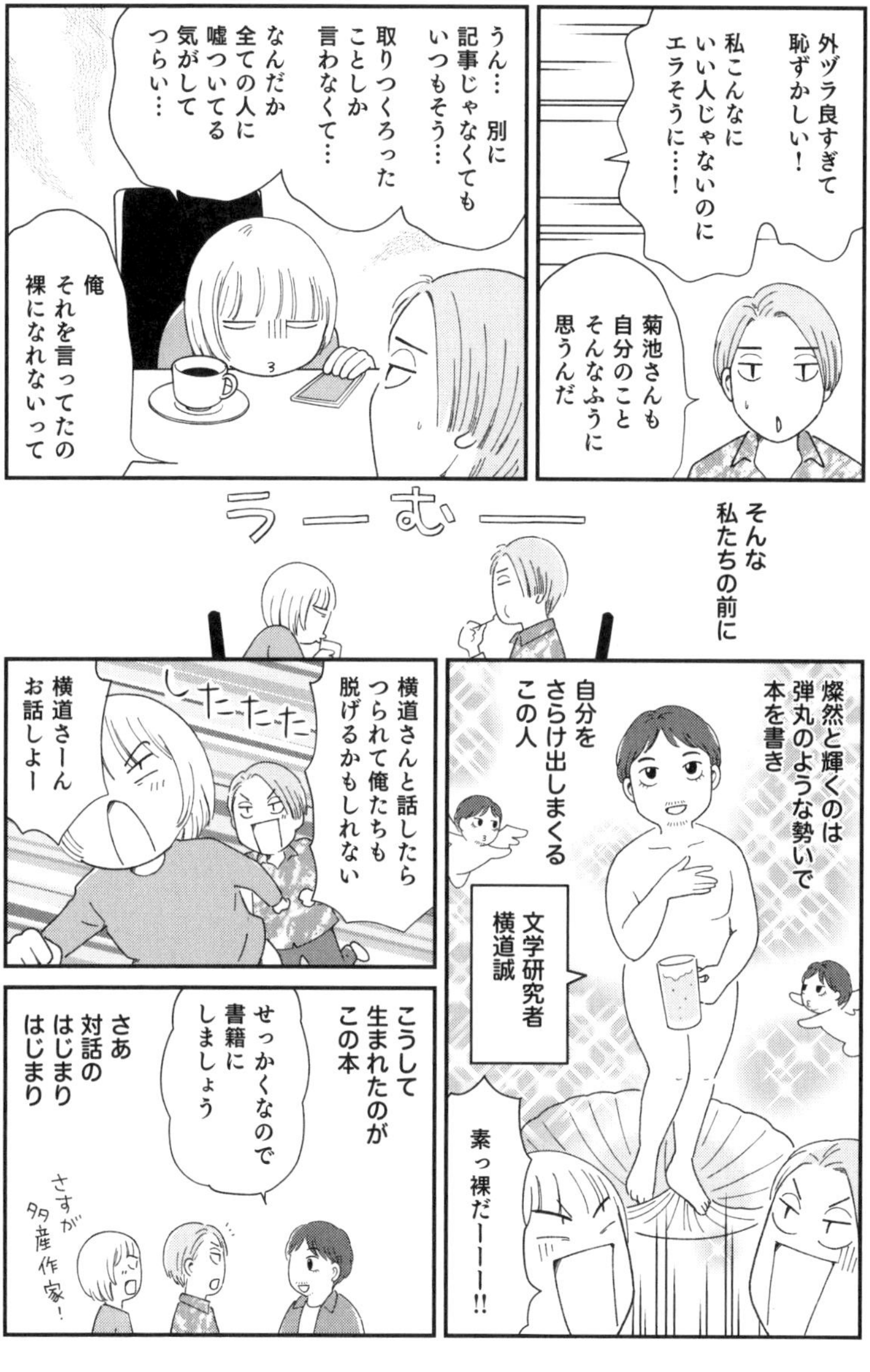
外ヅラ良すぎて恥ずかしい！
私こんなにいい人じゃないのにエラそうに…！
菊池さんも自分のことそんなふうに思うんだ
うん… 別に記事じゃなくてもいつもそう…
取りつくろったことしか言わなくて…
なんだか全ての人に嘘ついてる気がしてつらい…
俺それを言ってたの裸になれないって
ラーむーー
そんな私たちの前に
燦然と輝くのは弾丸のような勢いで本を書き
自分をさらけ出しまくるこの人
文学研究者 横道誠
素っ裸だーーー!!
横道さんと話したらつられて俺たちも脱げるかもしれない
したたたた
横道さーんお話しよー
こうして生まれたのがこの本
せっかくなので書籍にしましょう
さすが多産作家！
さあ対話のはじまりはじまり

目次

Part 3

Part 4

創作の中で表れる問題……103

Part 1
私たちが育った
機能不全家庭

横道誠の場合

横道　私の家が、どういう意味で機能不全家庭だったか。母がカルト宗教の1世信者です。父は診断されていないと思うんですが、アルコール依存症かな？　という人です。

母は高校生の頃にじぶんの父親を交通事故で亡くしまして、そのことが大きな心の傷になっていました。それが入信の背景です。その宗教「ものみの塔」――信者は「エホバの証人」と呼ばれます――を信じると、将来楽園で復活して、亡くなった家族とも一緒に仲良く過ごせるっていうような教義なので、それに惹《ひ》かれてしまったわけです。

私の父に関しては、もともとは仕事熱心で、ワーカーホリック気味だったのではないかと思います。父は外見に恵まれていて、芸能人のような顔つきをしています。それで非常に女性にモテたと思います。父は末っ子だったので、面倒見のいい長女だった母から世話を焼かれて付きあうようになったようです。母は父の1歳上なので、たぶんかわいい弟みたいな印象の彼氏だったんではないかなと思います。

母は私と同じように発達障害の傾向がはっきりしている人で、私と同じようにADH

Dも自閉スペクトラム症もあるんじゃないかなと思います。部屋の中をちゃんと片づけられなくて、とくに洗濯したあとの洗濯物を整理整頓できなくて、部屋の端にたくさん積んでいました。それで、洗濯物のタワーが家中にできているというふうな実家でした。

ですから母は、人間関係にも苦労したと思います。友人らしい友人の話を聞いたことがありません。発達障害者って真面目な人が多いので、そういう人が世の中になかなか納得できなくて、カルト宗教に取り込まれるっていうことは、割とよくあることのような気がします。

発達障害があると生きづらいので、何かにすがりたいという思いは強まるものですし、また、感覚の過敏があったりするので、人と違ったような五感を持っていることが多いんですよね。それで、スピリチュアルなものに行ってしまいがちです。

ということで、宗教2世問題と発達障害の問題は、それなりに近しい関係にあるかなと思っています。つまり、宗教1世が発達障害者だという事例は多いのではと想像しています。もちろん、誰も彼もがそういうパターンだと主張するつもりはありません。

母は宗教にハマって、教育熱心でもあったわけですが、昔ながらの昭和の人というか、子どもに体罰を与えて、無理やり人格を矯正するのが正しい教育だと思っていた人なので、私、妹、弟のきょうだい三人は日常的に暴力を振るわれました。そのような暴力を熱心に推し進めていたから、母がエホバの証人の教義に共感した可能性が高いと思います。

「ものみの塔」の日本支部では、昭和の半ばから「ムチ」と呼ばれる体罰が熱心にやられるようになって、親がガスホース、革ベルト、物差しなどで子どものお尻を激しく打ちすえるという体罰に耽《ふけ》りました。公式には神の教えに背いたとき、実際にはしばしば親の機嫌を損ねたときに、子どもたちはそういう目に遭わされたわけです。

私が非常によく覚えてるのは、小学1年生のときに、学校の担任の女の先生に顔を殴られて、私は泣きじゃくりながら家に帰ってきたんですね。鼻血がいっぱい出てきたんですけど、母はその先生のことが非常に立派で指導熱心だと褒め称えていました。そういうふうな人がものみの塔に入信したら、家庭はどれほど地獄になるか、ということです。そのように恐怖政治、児童に対する暴力による人権蹂躙《じゅうりん》が、日本のものみの塔の支配下で日常的に行われてきました。

私が小学生の頃は、いわゆるバブル時代でした。日本の経済の絶頂期です。その数年後にバブルが崩壊します。私の父親はもともと「街の電気屋さん」をやっていたんですが、経営が行きづまって、バブル期の直前くらいに電気工事技士に転身しました。エアコンの取りつけなんかを中心とした業態で、バブル期にエアコンが全国的に急速に普及していく時期にもあたっていたので、非常に儲《もう》かっていたみたいです。それが、バブル崩壊とともに需要が激減してしまった。それでバブル崩壊から数年後には、私の実家は破産してしまいました。借金が2000万円とかまで膨らんでいたんではないかな。

仕事がうまくいかなくなっていったのと並行して、父はだんだんと放蕩《ほうとう》が激しくなって、宝くじであるとか競馬であるとか、そういうギャンブル的な依存症の傾向もちょっとはあったかもしれませんが、やはり中心はアルコール依存症ですね。私が学校から家に帰ってきたら、父が昼過ぎから家にいて、ずっとアルコールを飲んでいるという状況でした。

「弟的」な父には頼りない面があって、それも母が宗教に入るのを後押ししたというところがありそうですが、その結果として母は話の通じない人になってしまったので、その影響で父がアルコール依存症になった、という回路もありそうです。

もともとアダルトチルドレンというのは、「アルコール依存症者のもとで育って成長した人」を意味していて、あとから「機能不全家族で育って成長した人」へと意味が拡大しました。私の場合は、両方の意味でのアダルトチャイルド（アダルトチルドレンの単数形）だと思います。アルコール依存症の父を持ち、カルト信者の母を持つ機能不全家族の出身者。

私の当事者性といえば、生まれつき発達障害があることが一つですね。二〇〇〇年代に入る前には、発達障害に関する言説って日本でほとんど流通していませんでした。私が診断を受けたのは40歳のときでしたし、それまでは、あちこちから変わった人扱いをされながらも、なんだか理由がよくわからない、という人生を生きてきました。最近の若い子みたいに、物心ついた頃から診断を受けるとかいうような状況ではなかったわけです。

他方で、じぶんで自覚していた問題というのが、じぶんはカルト宗教の家で育った人なんだということです。しかしエホバの証人は長年カルトと見なされにくかったですし、「宗教2世」という言葉ができたのも二〇一〇年代なので、「カルトの子」とか「宗教2世」という自認を持っていたわけではありません。そういう状況だったのですが、じぶんが特殊な宗教教育を受けて生きたということは、誰にも知られてはいけないという思いは、はっきりとありました。

日本社会では、ふとした瞬間に新興宗教が話題になると、オウム真理教はもちろん、エホバの証人であれ、創価学会であれ、統一教会であれ、幸福の科学であれ、多くの人たちは、「信教の自由があるから、大っぴらには言えないけれども、実際には気持ち悪いと思ってる」というあたりが本音なわけですよね。そのことは私もよくわかっていたので、バレてはいけないと思いながら生きていました。だから、「特殊な宗教教育を受けて育った」ということが、私にとって長年の後ろ暗い背景でした。

発達障害の診断を受けたあと、発達障害って治らないものなので、自助グループに救いを見出しました。現代的な自助グループというのは、もともとアルコール依存症者のために始まったものものわけなんですが、依存症というのは現代でも治りにくい病気なわけですね。ところが一〇〇年近く前に、患者同士が集まって語りあいをすると、スリップ（再飲酒、再服薬）しにくいことがわかりました。それでアルコール依存症者の集まり、「アルコホーリクス・アノニマス」（AA）がアメリカで結成されました。現在の日本では、発達障害者のための自助グループが栄えています。類似点は、発達障害は現在の医学では治せないということですね。手術とか服薬によって完治したりはしない。結局、簡単に治るような病気だったら、自助グループはいらないわけです。病院に通って治るとか、カウンセリングを受けたら治るとかだったら、自助グループの出番はない。病院でも治らない、カウンセリングでもどうにもならないっていうふうなもののために自助グループがあるわけです。

最初、私はAAに通いました。発達障害の診断の半年後ぐらいに、アルコール依存症の診断を受けて、そのクリニックの二階でAAの出張版が開催されていたので、参加してみました。初めてのミーティングで、ショックを受けました。「分かちあい」として体験談や雑感を順に語っていくのですが、「神」とか「ハイヤーパワー」という言葉が出てきて、そういう超越的存在にすがりながら回復していくという仕組みだということがよくわからず、「とんでもないところに来てしまった」と思ったわけですね。それで、なるべく関わりたくないなと思ったんですけれども、その直後からコロナ禍が始まって、通っていた障害者職業センターでリハビリ訓練を続けられなくなったんです。そのリハビリ訓練が、私にとっては非常に面白かった。通所していた人の多くは、発達障害とか依存症ではなくて、うつ病にかかった人だったと思います。みんなで毎日、認知行動療法のワークをやったり、SST（ソーシャルスキル・トレーニング）をやったりとかが、私の人生にとってまったく新しい体験だったので、そういう当事者同士の交流をもっとやりたいと思ったんです。

しかしコロナ禍が始まって、そのような機会を失うことになったので、発達障害の自助グループにつながろうと考えました。それらも多くが休止直前だったりオンラインに移行しかけてたんですけれども、懲りずに参加して非常に良いものだと思ったので、じぶんで発達障害の自助グループを作りました。

で、発達障害のグループを作ったら、発達障害者といっても非常に多様なので、私は家庭が壊れていた人々と語り合いたいと思ったわけです。つまり、アダルトチルドレンのグループです。それで、それをすぐに作りました。ところがアダルトチルドレンのグループを作ると、今度は、家庭が壊れていたといっても壊れ方がいろいろで、やっぱり宗教問題は話が通じないということが懸案事項になりました。それで、宗教2世のグループを作りました。

そういう感じで主宰する自助グループを増やしていきました。私はバイセクシャルなので、LGBTのグループも作ったりとかですね。現在は10種類を主宰しています。AAでやってるような「言いっぱなし、聞きっぱなし」、つまり一切応答しないスタイルを導入してる会もあれば、当事者研究（病気や障害などの当事者が「苦労」の仕組みについて仲間同士で共同研究を行い、生きづらさを減らしていく取りくみ）をやってる会もあれば、オープンダイアローグ（フィンランドで生まれた統合失調症のための対話療法で、普遍的なケアの技法としても注目を集めている）的な対話実践をやってる会もあります。

二村ヒトシの場合

二村　僕はアダルトビデオ（AV）の監督という、世の中の一部の人からは「そんな職業が存在している社会は良くないんじゃないか」とまで言われてしまうような、でも同時に別の人々からは実像以上に尊敬されてしまうような仕事をしています。若い頃はAV男優、つまりじぶんが出演してカメラの前でセックスをする仕事もしていました。現在も年間に8〜10本は監督し、また恋愛や性についてや映画について評論のような文章を書いたり、しゃべったりすることも同時進行で仕事にしてます。

ADHDだという正式の診断を病院で受けてはいませんが、きわめて落ち着きのない人間だという自覚はあります。生活に支障あるレベルで時間の管理や身のまわりの物品の整理ができません。それは子どもの頃非常に甘やかされて育ち、しつけを受けていないからなのかもしれませんが。集団でスポーツをしたり、体の動きをリズムに合わせたりすることもまったくできない。男優をやっていた頃、AVではない映像作品のオーディションを受けたことがあるんですが、じぶんが映っている映像を見ると止まっているべきときにじっとできていないんですよ。なんだか体が常に揺れている。僕から見て多動的もしくは自閉的だと思える、奇妙な身動きや顔つきが魅力的な人気俳優さんやお笑い芸人さん、歌い手さんも今はたくさんおられますが、あの人たちの多くは人前に出るとき、動きを止めているべきときには止まれるんですよね。

AV男優という仕事に就いたことについては、セックス依存症的な、「症」と言っていいのかどうかわかりませんがじぶんのそうした部分、親との関係に由来する人間関係のアタッチメント不全の部分、自己愛性および演技性パーソナリティ障害（これも自己診断なのですが）が関係してると思います。あくまでも僕の場合であり、他のAV監督やAV出演者には必ずしも当てはまらないと思いますが。

僕の母親は医者でした。昭和三（一九二八）年生まれ。僕は一人っ子です。母は僕を36歳で産んでいます。第二次大戦中に大阪女子高等医専（後の関西医科大学）に入って、戦後東京に出て慶應病院で博士号をとって昭和三十年代（一九五五～一九六四年）に六本木という土地で皮膚科と泌尿器科のクリニックを開業します。背の高い美人で、「女も動員されて工場で銃弾を作らされる。それがまっぴらだったから医者の学校に行った。じぶんは頭がよくて、助かった」とか「戦争がなかったら宝塚で男役やってスターになってた」とかじぶんで言うんです。面白おかしいことを言って周囲を笑わせたり感心させたりして、周囲はあとになってからそれが自慢話だったと気づくというパターンは僕に遺伝してますね。僕は事故を起こす自信があるので車の運転をしないんですが、母はしました。僕を産む前は仕事を終えると咥《くわ》えタバコでハンドル握って、できたばかりの首都高で飛ばしてたという話も聞いたし、当時の日本社会が女性に要求する女性性みたいなものを持ち合わせていなかった人なんですね。家事をやっているところは見たことがありません。炊事洗濯掃除には住み込みのお手伝いさんを雇っていました。二村というのは母親の姓です。僕を産んで三年くらいで離婚して、あとは90歳手前で死ぬまで独身でした。

母の母は芸者で、母が開業するときに母のことを気に入って六本木の土地を貸してくれたお婆さんも大金持ちのお妾《めかけ》さんで元芸妓さん（母と血はつながってないですけど、亡くなるまで親戚づきあいをしていました）。離婚後にずっと身近にいて晩年も一緒に老人ホームに入って、まるで女同士の夫婦みたいに暮らしていた親友は元銀座のバーのママさんです。

母の父は大阪で飲食の経営をしていて、昭和どころか大正時代の話ですけど、女癖がそうとう悪い人だったようです。その娘である母は、そういう素行不良な父親（僕の祖父）のことが大好きだったみたいなんです。普通は、普通ってなんだかよくわかりませんけどよく聞く話では、娘はそういう父親のことを憎むようですよね。母はなぜ祖父を憎まなかったんでしょうね。

僕の父は読売の新聞記者です。定年のときには東京本社の人事部長になっていましたからエリートなんでしょう。戦争中は海軍で、前線に出る前に終戦したという運のいい人です。高度成長時代の新聞記者のイメージのようなテンションの高さはなく、もの静かで斜に構えていて、背は低いですが服の趣味がダンディで、ときどき洒落《しゃれ》た理屈を言うんですが生活面はまったく不器用で、あの不器用さは女にモテたでしょうね。よく大会社の人事部長が務まったな（仕事では違ったのかもしれませんが）ってくらい優柔不断でした。優柔不断な男って一見、やさしく見えますが、息子の僕から見るとなかなか屈折した人で。僕の母と結婚したのは四十代で、たぶんそれが初婚ではなかったと思うし、母と別れてからもすぐまた別の女性と結婚しました。家庭生活を長く上手にやれない人だったのかもしれない。癌《がん》だってわかってから急にキリスト教の洗礼を受けて聖書を読んだりしていましたね。じぶんの人生になにかしら罪悪感があったんでしょう。

僕がまだ幼い頃に離婚して、両親が喧嘩してるところを僕は見たことがないわけです。父は年に何回か僕と遊んでくれて家まで送ってくれて、そのまま母と二人でお酒を飲んででました。泊まりはしないで必ず帰っていましたが。夫婦をやめたら仲良くなれたっていうか、夫婦っていう生活上の契約が上手くできない二人だったんですかね。

ひとり親ではあったけど経済的には裕福だったし、父を恨む感情は僕はまったくないんですよ。それは母が父の悪口を僕の前でめったに言わなかったからなんでしょうけど、一回だけ印象的な毒を吐くのを聞いたことがあります。1歳か2歳だった僕が、仕事から帰宅してまだ着替えてない父に甘えたがって近寄っていったらしいんですが、父はお気に入りの背広をよだれで汚されるのが嫌で、僕を「シッシッ」って追い払ったそうなんです（笑）。それを見て母は「あ、この人はダメだ」って思ったんだって言ったんですが、今この話をしていて、それは父の自閉スペクトラム的なムーブだったのでは……、って気づきました。

その話を母は、父がいないとき、一人で酔っ払っているときに僕にしました。別れたけど仲はいいと思っていたのに母が父を初めて否定して、さらに父の、やさしそうで人当たりはいいんだけど本質的に冷たいところ（と、そのときはそう思いました）がじぶんにも遺伝してると思って僕は微妙な傷つき方をしたっぽいのですが、母はそれを愚痴としては言ってなかったですね。母は普段から陽気で社交的な人で、仕事が終わると必ず酒を飲んで、ますますご機嫌になる。だからこの話も完全に冗談ですむ「そこにいない人の悪口」として言ってる。もしかしたら僕が「なんで離婚したの？」とふと訊いたので、ふと思い出したことだったのかもしれません。調子よくしゃべっていて知らないうちに人を傷つけてるってことが母にはあったと思います。

まるで母は「昭和の男」でしたね。アルコール依存ではなかったようだけど、酔っぱらってさらに調子よくなってる母を見るの、僕、すごく嫌でしたね。母が僕の「父親」だったので、普通は男児が父親に対して感じるのであろう居心地悪さ、気持ち悪さ、エディプス・コンプレックスみたいな憎しみを僕は母に感じていました。そういう母から僕は溺愛されて何不自由なく育ったんですが、とはいえ母も忙しかったので、幼児期に身体的な甘えは決定的に足りてなかったんでしょう。

母は僕をお受験させて幼稚舎（附属の小学校）から慶應に入れます。慶應閥の医者は子どもも医者にすることが多いですが、受験勉強で外から慶大医学部を目指させるのは大変な難関ですから、なるべく下から入れちゃうようにするわけです。そしたらそこには（当時は）シングルマザーの子なんてまずいない。同級生の父親は自民党の政治家とかテレビで見る芸能人とか大店《おおだな》の何代目か、サラリーマンだったら勤め先は大企業で、ま、上手くやってる連中なわけです。その妻たち、つまり同級生の母たちに「かっこいい」って憧れられて僕の母はモテモテでした。でも性別が女だったってだけで、中身は彼女たちの亭主たちときっと同じなんですけどね。

その母が、これも酔ったときにですけど、晩年には認知症が進んでちょくちょく言ってましたけど「じぶんはまともな母親じゃなかった。母親らしいことを何もしてあげられなくて悪かった」って繰り返してました。母は、男性に対してとか社会に対して被害者意識を持たなくてすんだ運のいい女でしたが、僕に対しての罪悪感だけがずっと心にあった。そして僕はそれを利用して生きてきました。

わがままな子どもでしたし(今でもわがままですが)、とにかく中学から一切、勉強をしなくなります。それでも大学まではエスカレーターの最後尾で上がるんですが、医学部には行けません。しかも大学も勝手に中退しちゃって、ずっと演劇をやっていて劇団を主宰していましたがアルバイトはせず、公演の赤字を埋めるために母の金をじゃぶじゃぶ使うんです。そうとうの金額を使いました。クリニック兼自宅の屋上にプレハブですけど劇団の稽古場まで建ててもらった。あげくの果てにAV男優になる。それでも母はまったく怒らないんですよ。「好きなようにしなさい。逮捕だけはされなさんなよ」という反応でした。

子どもの頃は怒られた記憶はあります。でもある程度大人になってからの僕が、どんどん非常識な方向にいくことを母は否定しなかった。それでこっちとしても「どこまでやったら怒り出すかな」って試し行動みたいな、過保護な母に対して一種のサディズムを向けていたようにも思うんですが、ますます非常識な大人になっていく。これが引きこもるとか家庭内暴力だったらよく聞く話なんですが、たぶん僕自身が、こういうやり方だったら格好はつく、と無意識に思っていたんでしょう。

もう一つ僕と母の関係で、あるいは僕が何の当事者かというと、小さい頃からアトピー性皮膚炎があります。母は名医だってことで雑誌や本にも載ったりもする人でしたが、僕のアトピーだけは治せないんです。

それで僕は醜形恐怖、じぶんは醜いんじゃないかって気持ちは、ずっとあります。アトピーは大人になると治る人もいますけど、僕は二十代になってからも免疫をおかしくして全身の皮膚が炎症でボロボロになって倒れたことがあって、そのとき母が血相を変えて点滴したり軟膏を塗って包帯も替えたりしてくれながら「絶対に死なせないよ！」みたいなことを、まわりに聞こえるように言ったんですよ。これ、美談ですかね？　母には悪いけど、ちょっとキモいですよ。

もちろんアトピーは必ずしも心因性とは限らないですけど、僕の場合は僕の身体が、これも母に対する嫌がらせ、甘えとして症状を起こしていたんだと思うんです。それで母が死んだら治ったかっていったら全然治ってない（笑）。もう60歳になるのに、いまだに体をボリボリ掻《か》いて、ステロイドの軟膏は手放せないです。皮膚や免疫が過敏でセンシティブすぎるのは、もしかしたら僕の場合は発達障害とも関係あるかもしれませんね。だいたいアトピー持ちなのにAV男優になってカメラの前で裸になろうっていうのが、やってることがおかしいですよね（そういうAV女優さんはときどきおられて、すごい親近感を持ちます）。

アトピーがあって挙動はADHD的ですから、いじめられはしました。慶應の小学校と中学校、今はわからないですけど僕がいた頃は結構ひどいいじめがあった。ただ、そこでも僕、うまく生き延びるんですよ。過集中で本ばっかり読んでいる子どもだったのですが、母が僕に無限に買ってくれる本は内容ノーチェックなので、エロ本やエロ漫画、筒井康隆をはじめとする過激な小説も小学生の頃から大量に読んでいて、だからクラスで性知識を披露するエッチ博士として、まあまあ人気者になって多少いじめを回避する。それどころか調子に乗ってじぶんがいじめる側にも回ることもあったという……。

いったん、このへんで終わりにします。

菊池真理子の場合

菊池　まず、両親の話からしますね。

父はもともと東京で生まれたんですが、戦時中、祖父母の実家のあった岩手県に疎開しました。母のほうは代々岩手に住んでいたようで、二人は近い場所で育っています。父は昔の人にしては背も高く、見た目も悪くなく、おまけに中学生のときは生徒会長をやるような目立つ人でした。一学年下だった母は父のことを、カッコいい先輩として認識していたようです。

父はそのあと、学区内でいちばん偏差値の高い高校に行くんですが、なぜか大学には行かなかったんですよ。兄弟たちはいい大学に行って成功していくんですが、父は高卒。高卒で東京に出て、営業の仕事に就きます。

母は商業高校を卒業したあと、やはり東京に出ました。そこでなんと、父と同じ会社に入るんです。父は母のことを知らなかったけれど、母は「生徒会長の菊池さんだ！」とすぐに気づき、こんな大都会で出会えるなんて運命だと、猛アタック。父が病気になったときに押しかけ女房的に居ついて、やがて結婚します。父はそのとき、他に彼女がいたみたいなんですけどね。

父はビール一杯で便器を抱えて吐くほどアルコールに弱い人でしたが、当時の営業は飲めない奴には仕事を回さないという世界で、鍛えられてしまいました。シラフのときは真面目で口下手という、依存症になりやすい典型の性格のうえ、生きづらさも抱えていたようです。営業成績が東日本でトップになったのに、大卒の人より給料が安くて「なんだこんなもん！」と、給料袋を叩きつけたことがあったと聞きました。お酒にすがったのも、やむなしだったのかもしれません。その後父は独立するのですが、自営業も大変だったと思います。酒量が減ることはなく、一度飲み始めると、記憶を失い、足腰が立たなくなるまで飲み続けました。

そんな父と暮らし、母は「この結婚は失敗だった」と思ったようです。ですが、それが理由で創価学会員になったわけではありません。母はじぶんが中学生のときに、自ら入信しています。実の兄が、治らないと言われるほどのケガを負ったのに、入信したら治ったのを見て、じぶんも信じることにしたそうです。結婚するときに、父も入ることになっていたのですが、父はその約束を破り、ずっと創価に反対していました。お酒と宗教で、二人の仲は最悪でした。

私はそんな二人のあいだに生まれました。私が3歳のときに、一軒家を購入して埼玉に引っ越したのですが、父は土日になると友達を呼んで麻雀をするようになりました。朝までお酒を飲んで、騒いで。部屋の真ん中には、煙草の煙でできた雲が浮いていました。私はじぶんの家なのに、好きに部屋を使うこともできません。大人がリビングで騒いでいるあいだ、妹と二人で漫画を描いて過ごしていました。

母は彼らをもてなすんですが、同じ部屋で勤行《ごんぎょう》もするんですよ。すごく異様ですよね。それに母は宗教活動に邁進して、ほとんど家にいませんでした。私は結構ネグレクトされた状態で育ったと思います。それでも子どもの私は、母の味方でした。なぜなら母の言う創価学会の教えは、人に親切にしようとか、世界平和とか、当たり前のいいことばかりなんですよ。いいことは応援しなきゃダメじゃないですか。なので、創価に反対する父のほうが、意味がわからなくて。酔っぱらって徹マンする父のほうが、よっぽど悪者じゃない、って。

だけど成長すると、いろいろとわかってきます。世の中の人が創価を嫌っていることも知りました。直接嫌われた経験はないけれど、なんとなく恥ずかしいことなんだと感じて、学校でも内緒にしていましたね。ただ、それって母を恥じるということなので。悪者の父と、恥ずかしい母。このあたりを深く考えると苦しいので、何も考えまい、感じまいとしていました。

一方で母は追い詰められていました。父のお酒と、人間関係と、プレッシャーばかりかけてくる創価学会に。結局、母は私が14歳のときに自死してしまいました。

そこでなんていうのか、じぶんは普通のうちの子じゃなくなったと感じたんです。でも他人にそう思われることは嫌でした。腫れ物扱いされるのが怖くて。だからふさぎ込むんじゃなくて、変に元気な子に、私はなりました。

母が亡くなった直後はお酒を控えた父でしたが、あっという間にまた元に戻りました。酔った父の面倒の見方は母を見て学んでいたので、ずっと父の世話をしていましたね。本当はすごく嫌なんだけど、空元気を出して明るく、苦しいことは考えずその場をなんとかやり過ごす生き方をしていました。でもそうやっていると、将来のこととか考えられないんですよ。夢とか持てない。高校卒業後の私はフリーターでした。

定職にも就かず、日払いのバイトでその日暮らし。はっきり言って父のスネを齧《かじ》っていました。そんなとき、友達の家でヤングマガジンを読んでいたら、後ろのほうに「漫画大賞　賞金100万円」って文字を見つけて。あ、取ろうって思ったんです。それまで落書きみたいなものしか描いたことがなかったのに。100万円は無理でしたが、小さな賞にひっかかりました。調子に乗った私は、賞金稼ぎで生きていこうと思って、他のところにも応募しだしました。そしたら一年後に秋田書店でデビューとなってしまいました。

賞に入るのはそんなに難しくないんです。デビューしたあとに掲載されるほうが、よっぽど大変。実は私、それまで漫画をほとんど読まずにきたので、読者の気持ちもわからなくて、まったく売れませんでしたね。生活費を父に頼りながら、漫画のアシスタントだけをしている時期が長かったです。

26歳のとき、アシスタント先で、みんなが普通に知っていることを、私だけが知らないという出来事がありました。みんなはどこで知ったの？　と聞いたら、大学の一般教養課程で学んだと。そのとき、あ、私って他の人が一般教養として持っている知識を持ってないんだなって思ったんです。それで思い立って、通信大学に入ることにしました。学びたいことが慶應にしかなかったので、二村さんと同じ、慶應大学の通信科に。お金がなかったので、通信だと授業料が年間14万円だったのも魅力でした。

卒業には六年かかりました。卒論のテーマは母のことです。この頃は、母はうつ病だったんだろうと思っていたので、うつ病を哲学的に考察するということをしました。本当のところ、母がうつ病だったかどうかはわからないし、母に起きたのはもっと複雑なことだったのだけれど、当時はこの解釈が精いっぱいでした。

このときに、父はアルコール依存症で、じぶんはその影響を受けたアダルトチルドレン（AC）だと知ることができていたら、もうちょっと違った形になったかもしれません。当時はじぶんがまともに生きていけない理由は、母の自死以外に思いつきませんでした。

次第に父の酔った姿を見ると苦しくなるようになりました。外では元気にふるまっているのに、うちに帰って父を見ると、怒りの涙がこみあげてくる。ただ、もうイライラして父に当たり散らし、混乱していました。そんなに父のことを嫌がりながら、一人立ちもできないじぶんはもっとダメな人間なんだと思っていました。

私は細々と漫画家を続け、そのうち父も他界。お酒と煙草にやられたと思います。もう私を煩わせる酔った父はいないのに、実際はそのあとのほうが地獄でした。父に冷たくし続けた非道なじぶんを、許すことができなかったんです。

ところがその後、たしか二〇一六年に偶然、依存症のクリニックに取材に行ったんです。そこで聞いた症例が、まるで父のことみたいで。それまでは依存症といえば、連続飲酒とか、飲みすぎて仕事できないとか、そんなイメージを持っていました。だからまさか父が依存症だとは思わなかった。でも、お酒のせいで人間関係が壊れたことがあったら、それはもう依存症ですって言われて。父と私の関係は壊れていたし、あれ、父は依存症だったの？って。そのとき一緒にいた編集者に「お父さんとのこと描いてみない？」って言われて、それまで使っていたペンネームではなく、本名で描いたのが『酔うと化け物になる父がつらい』（秋田書店、二〇一七年）でした。

依存症やＡＣのきちんとした知識を得たのは、描いたあとです。それまでも「アダルトチルドレン」という言葉は知っていたけれど、一部の人たちがいまだに誤解しているように「大人になりきれない子どもみたいな大人」という意味だと、勘違いしていました。だけど漫画の反響をたくさんいただいて、専門家の方々と話す機会も得て、だんだんとじぶんはACなんだと自覚できるようになりました。私がうまく生きられなかったのは、私のせいだけじゃない、両親から受けた影響があったんだと。

それ以降も、親との関係を考えるような漫画を描いていった先に「宗教2世」のことも描くことになりました。私自身は、長らくじぶんを宗教2世と名付けていませんでしたが、生きづらさのあまりカウンセリングに通ったあとで、自覚するようになりました。

だからACにしても宗教2世にしても、じぶんでそう思うようになったのは、本当にここ数年のことなんです。けれど本を出したために、意見を求められることも増えました。そうなるとなんていうか、私も素人なのにちょっといいこと言おうとしちゃうんですよ。素直に話せないというか。二村さんとそんな話をして、横道さんはどうしてるのか聞いてみたいねってところから、今回の企画につながりました。

なので今日はカッコつけず、いまだに悩みを抱えまくっている人間としてお話したいと思っています。

Part 2
宗教2世
問題

隠しておきたかった宗教教育

横道　若い頃、私のアイデンティティをめぐる問題が、おもに宗教2世というところにあった、とお話ししました。「宗教2世」という言葉はまだこの世に存在しなかったけど、エホバの証人をカルトと言いきる自信もなかったけど、特殊な宗教教育を受けたことを秘密にして、墓場まで持っていこうと思っていました。ですが、そういう特殊な教育を受けると、口にしたことの端々からどの宗教かわかってしまうんですね。その教団だけで通用する言葉、オウム真理教の「シャクティパット」とか創価学会の「折伏《しゃくぶく》」「お題目《だいもく》」などは、世間的にはどの宗教かの目印になってしまう。

それで大学院時代、まわりではユダヤ問題について研究している人が多かったんですが、私はなるべく客観的に宗教一般について語っているように装っていたつもりなのに、あるときに私のしゃべり方か単語の断片からか事実が露見したらしく、私の同じゼミの院生仲間が大きな声で、「ああ横道、おまえエホバなんか」と叫びました。私はそいつのことを本当に殺してやりたいと思いましたし、そのときの殺意は今でもよく覚えています。

私は黙殺することで対応したんですけど、そのくらい私にとってタブーだったわけです。今では私はじぶんがエホバの証人2世だって率先してしゃべっていますし、ウィキペディアの「横道誠」の項目にもばっちりそう書いてあるわけなんですけれど、そのくらい私にとっては大きなスティグマ（社会的烙印《らくいん》）に感じられていたわけです。

宗教2世の多くに共通する悩みだと思うんですけれども、じぶんがかつて属していた教団組織っていうのは、必ずしもじぶんの自由意思で選んだわけではなく、なかば強制されて「信仰させられていた」わけです。むしろ、そうでなかったら「宗教被害」を受けたとは言えないから、じぶんも「宗教2世問題」の当事者だと声をあげないと思います。少なくとも私の場合には、強制されていたという屈辱的な意識があるわけですね。それなのに、私がかつてエホバの証人の2世信者として教育を受けていたということが誰かが知ると、「エホバ2世」というレッテルになってしまうわけです。ひどいことに、じぶんがいちばん嫌っていて、いちばん関わりたくない組織のラベルを、バシッと貼りつけられてしまうという問題があります。

これは、非常な苦痛をもたらします。エホバの証人の側とじぶんの側は「正反対」と思いたいのに、部外者にとっては「同じようなもんでしょ」となってしまう。オウム真理教で考えてみれば、もっとわかりやすいと思います。世の中の多くの人は、その人が進んで入信した1世信者か、信仰させられていた2世信者なのか、きちんと区別しないことが多いんですよ。「オウムなんてとんでもない。2世だろうがなんだろうが、お断り」みたいになってしまう。わかりたくない、気持ち悪いと拒絶反応が起きる。

小学校を終えるときに、私は母親から「これからはもう宗教の問題は、じぶんで好きなように決めていい。信仰するかどうか、集会に行くかどうかじぶんで選んで良い」と言われました。そのときに天地がひっくり返るような感動を味わったというか、そういうふうなタイミングで母親が方針を変えるとは予想していなかったから、世界がひっくり返ったように感じた。私が子どもだったから、想像力が及ばなかった問題がいっぱいあったはずですけれども、いずれにしても、母親は私の精神的自立を許したわけです。いちばん大きな理由としては、私が肉体面でも精神面でも成長が進んでいて、もはや母親の思いどおりにはならなくなっていたからだと思います。母としては急速に成長しつつあった私をどう扱うべきかと悩んだはずですが、母が信者仲間などに相談したりしたことがあったのかどうか、ということについては全然わかりません。

いずれにしても、私は中学に上がる頃には母親の身長を抜くかどうかの頃合いでしたし、大人になってから母に言われたんですけれど、中学校に上がる頃には、頭のレベルでも長男の私にかなわないと思っていたそうです。私は非常に勉強熱心な子どもだったので、難しいことをいっぱいペラペラしゃべっていました。それは自閉スペクトラム症の典型例でもあります。なめらかな日常向けのしゃべり方ではなくて、たくさん本を読んだりとか、たくさん映像を観たりしてから、そこで話されてるような語り口を日常に持ちこんでしまう。

知的障害がない自閉スペクトラム症は、かつて「アスペルガー症候群」と呼ばれていました。その特徴は「小さな学者たちのよう」と表現されていました。知的レベルに問題がなくて、場合によっては非常に高い場合もあるんだけれども、なぜか空気が読めないというか、他者と同調しにくいという障害。私はまさにそういうふうな子どもでした。

高校生くらいになると、いわゆる中二病というやつですけれども、『ムー』的な世界、つまりオカルト的なものへの関心が高まりました。私は成長後はドイツ文学者として働くようになりまして、ほとんど一貫してナチズムに関わる研究をしてきました。ヒトラー、ナチス、ファシズム、第二次世界大戦などに対する興味が高まって、怪しい本なんかを読んでいました。一九九〇年代で、雑誌文化でサブカルチャーが栄えていた時代。

エホバの証人の世界でも、黙示録的世界観というオカルト的な要素が不可欠なので、私のオカルト趣味はじぶんが受けた宗教教育の相対化という側面もあり、あるいはじぶんが受けた宗教教育の部分的な肯定という面もあったのです。そうこうするうちに一九九五年が来て、オウム真理教をめぐる大騒ぎが起こりました。正直に言うと、私にはオウム真理教にハマったような人々の気持ちはすごいわかるところがあって、悩ましく感じました。

というのは、私には解離があるんです。子どもの頃に鞭《むち》を打たれながら、あるときからもう一人のじぶんが部屋の隅っこに立っていて、私自身を見おろしてるという感覚が生まれました。次第に、その感覚が私の意識から脱落しなくなりました。今でも、じぶんの左斜め後ろにもう一人のじぶんが空中に浮かんでいて、私を含めて部屋全体を眺めてるっていう感覚があります。そういう感覚があると、オウムの人たちが求めていた「神秘体験」は非常に近しく感じられます。

さらに私には、発達障害者が体験する過集中がよく起こります。ポジティブ心理学の世界では「フロー」と呼ばれていて、スポーツ選手は「ゾーン」と呼ぶ超越的感覚世界のことです。時空の感覚が吹っ飛んでしまって、なにかに没頭しながら、卓越したパフォーマンスを展開することができるようになる。それもオウムの人たちが求めていた「解脱」の境域に近いような気がします。

もし私が早くから心理学を学んでいたら、フローとかゾーンの概念にも早く出会って、もっと簡単にいろんなことに整理をつけられたと思うのですが、私は実際には大学に入る時点で、専門分野を「西洋文学」に決めてしまった。その西洋趣味そのものも、ものみの塔や母から受けついだものではないかと思うところがあります。大学生の頃には、キリスト教だとか仏教だとか、イスラム教もですが、スタンダードな宗教を学ぶことによって、じぶんが受けた宗教教育を相対化したいという思いに駆りたてられていました。

私の場合には、宗教からたんに遠ざかる、という形は選べませんでした。それでは私の内なる「エホバの証人性」とでも言うべきものを洗い清められないと思ったからです。ものみの塔とは別の、人類の歴史でももっと広く認められてきた宗教を学ぶことによって、じぶんの受けたカルト宗教の影響力を弱めていきたいという思いがありました。

研究対象としてドイツ文学を選んだのは、ドイツ神秘主義の伝統、宗教改革の国だということ、そしてナチズムの問題も関わっていました。ナチズムにはオカルトの要素がありますし、研究史上でしばしば「世俗宗教」として論じられてきたのです。人がどうやって政治に対して宗教的な熱狂をしてしまうか、狂信に陥っていくかということが大きな関心としてあって、そのような問題にドイツ文学研究を通じて迫っていきたいと思いました。

菊池　横道さんは、最初からエホバが変だと思っていたんですか。一度も信じたことないんですか？

横道　子どもの頃に突然、生活が変わったので、混乱の中に放りこまれて、それは最後まで解消されませんでした。聖書に書かれてある内容を絵物語によって理解する家庭教師的な教育が始まって、週に三回（夜に二回、昼に一回）のペースで集会に行くようにもなりました。学校の勉強をして、本をたくさん読んで、友だちとも遊びたいんだけど、聖書の勉強にかなりの時間を割く必要がある。うまくやりくりするのが大変でした。

　弟は6歳下なんですけれども、あるとき弟に言われたのが、私や私の2歳下の妹のほうが、しんどかったと想像しているそうです。つまり、途中から環境が変わったので、適応障害のようなものが起こったんだろうと。弟の場合には、物心ついた頃にはもう母が宗教をやっていたので、疑問を感じなかったそうです。

　少し年齢が上がってくると、聖書に関する勉強を熱心にしていると、親の機嫌が良くなることがわかったので、勉強好きの私には、一生懸命に聖書の勉強をやるというステージもありました。ですが私は図書館が大好きで、学校の図書室では飽きたらず、かなり遠いところにあった公立の図書館にも通って、学校で学んだことを詳しく調べたりしていたので、聖書を勉強する時間に学んだことを図書館にある本で検証しようとしたんです。

　そうすると、エホバの証人の教義は怪しいことがわかってきたので、聖書の勉強はもうやりたくないなという思いが高まっていきました。その傾向が小学5、6年生という思春期の初め頃にピークに達して、母としては当初むりやりに押さえつけようと頑張ったんだけど、どうもこれは無理なんじゃないかと悟って、私は解放されることになったんだと思います。

　ですから、集会のときや食事の前に教義にのっとってエホバに祈っていましたが、困ったりしたときに自発的に祈ったことはないと思います。この質問をされたのは初めてなので、ハッとしました（笑）。

菊池　私は弟さんたちと一緒で、生まれたときにはもう入れられていたので、信じないっていう選択肢がなかったんです。だから子どもの頃は信じていたし、題目をあげると願いが叶うことって、ときどき起きてしまいます。ただの偶然なんだけど、三回くらい続くと、おお！って思っちゃうんですよね。なので困ったときには南無妙法蓮華経と唱えていたし、長らく創価のおかしな面にも気づけませんでした。

　教義に関しては、学んでいないのでなんとも言えない面がありますが、私が創価学会を嫌だなと思っているのは、学会内の人間関係なんです。同調圧力で内部はドロドロしているし、信者はコマのように扱われるし。

エホバは体罰もあるし、学校行事に参加できないなどの制限もあるので、早い段階から嫌になる子どもが多そうだなって、お話をうかがっていて思いました。創価は大人になっても信者を続ける割合が、エホバより高い気がします。

二村さんたち宗教のない家の人からは、私たちってどういうに見えていたんですか？

宗教とSMの意外な関係

二村　創価学会って日蓮宗から分かれたんでしたっけ？　日蓮正宗からでしたっけ？

菊池　日蓮正宗から分離した団体です。

二村　日蓮宗があって、それと別に日蓮正宗があって、そこからさらに喧嘩別れしたのが創価学会で、同じお経を唱えながらお互いの教義を否定しあってる。エホバと統一教会も同じキリスト教がベースなのに仲が悪いんですよね。そして創価学会は公明党の母体だから公然と、統一教会は自民党の一部に対して秘密裏に、政治に影響力を持っている。宗教って歴史的に見ても、そういうものなのかもしれないけど、どういうことなのかよくわからない。

昔からある日蓮宗や日蓮正宗より創価学会は信者が多いんでしょうが、創価の人たちはそれを「あいつらは間違っていてじぶんたちだけが正しいからだ。じぶんたちが努力したからだ」って思っているだろうし、他の宗派の人たちは「あいつらが強引だから、政治にも入り込んでるからだ」って思っているんでしょう。世界中で創価の信者さんって、今は何人ぐらい？

菊池　ちょっとわからないです。数年前から発表人数を変えていないので。たぶん減ってるんですけど。

二村　うちも実は宗教がない家じゃなくて、日蓮宗と同じ法華経の一派の、本門佛立宗を母が信心していました。先祖代々だったんだろうと思います。僕もお寺に連れて行かれたこともあります。あと、母によくしてくれたお金持ちのお妾さんは旦那が紀州の人で、何年かに一回高野山までお参りに行かれてましたから真言宗だったんでしょう。その方が亡くなったとき仏壇を引き取って、それ以来、うちにはちがう宗派の仏壇が二つあったんです。母は毎朝、それぞれの仏壇に南無妙法蓮華経と般若心経をそれぞれ唱えていた。罰《ばち》は当たらなかったようです（笑）。

それで、そういう母の信心への反発はね、僕は、すごくありました。子どもの頃から。

菊池　そうなんですか？

二村　渋谷にある大きなお寺に連れて行かれたとき、お堂で一〇〇人くらいの人が敬虔《けいけん》にお経を唱えていたのを覚えてますけど、僕は小学生だったと思うんですが、まあ、じっとしてられなくてねえ、耐えられないんです。その頃から筒井康隆とか不道徳なものを読む、こまっしゃくれた子どもだったので。母の信仰はカルト的なものではなかったですが、それでも僕は、ものすごく嫌だった。そういう僕のわがままも母は最初から許してくれて、お寺には連れて行かれなくなりました。

それで結局、僕は母の葬儀を無宗教でやりました。佛立宗のお墓も「墓じまい」させてもらって檀家を抜けて、無宗教のお墓を作りました。今は墓参りに行くと手を合わせて「南無妙法蓮華経」くらいは、ちょっとだけ言います。

菊池　二村さんが子どもの頃には、まわりに創価やエホバの方はいなかったんですか？慶應にはあんまりいないのか。

二村　創価やエホバの一般信徒のおうちの子は、いたのかもしれないけど噂でも聞かなかった。小学校の同級生に天理教のえらい人の息子はいて、それはみんなが知っていました。

大学に上がるときに、中学からのオタク仲間の一人が、新歓で原理研究会（統一教会の学生組織）に勧誘されました。慶應でも盛んだったんです。彼は内部進学なわけだから、東京に出てきたばかりで友達がいないとかそういう状況ではなかったのに、なんでかひっかかっちゃって。合宿みたいなのに行ってみるって言いだしたのかな、それを聞いた仲間の別の一人が「絶対やめろ」「原理研に入ったら友達の縁を切る」って強く言って、結局彼はこっちに戻ってきましたね。

お笑いやミュージシャンやアーティストに創価学会の人たくさんいると思いますけど、じぶんの意思で入信した1世はどのくらいの率なんだろう？　アダルトビデオ業界にも信者さんは何人もおられるようで、そのうち僕が知ってる二人は天才的な監督です。一人はSMのあるジャンルを発明したパイオニアで、ごじぶんが2世であることを笑って話してくれました。もう一人は選挙のときに「公明党をよろしく」って電話かけてきたのでわかりました。ふざけたように見える芸術的なAVを撮る人だったけど、真面目な人だったんだなあ。そういえば、その監督がもともといたAVメーカーは社長さん以下、創価学会の人ばっかりで。そういうコネクションで社員を採っていたのかもしれない。今はもう廃業してますけど、そこもSMビデオを専門に作っている会社だった。

菊池　おー、面白いですね、その話。横道さんは、エホバをモデルにして作られた「神の子はつぶやく」というNHKのドラマは、ご覧になりましたか？（https://www.nhk.jp/g/blog/h9kcmp4ml6c/）

横道　いえ、それは観ていません。私は普段テレビをまったく観ないんです。

菊池　その主人公がＳＭに走っていくんですよ。

横道　そうなんですね！

菊池　すごく説得力があって、映画館でやったらいいのにというぐらい良いドラマだったんですが、先日、放送文化基金賞を取っていました。

横道　全然理解できない、という方向性ではないです。私は実際のＳＭに対してほとんど興味がないんですけど、子どもの頃に実家が電気屋だったので、いろんなビデオテープを観ることができたんです。当時はＶＨＳとベータマックスが競合していた時代で、電気屋はビデオデッキを買わせるために、店頭のテレビでビデオカセットの映像を流していたんです。ビデオデッキを買ったら、こういうふうな、素晴らしい映像のものを日常的に観れますよ、という宣伝ですね。

最初の頃は、『ドラえもん』とか『キン肉マン』の劇場版のように私の年齢にぴったりのものを観ていたんですが、家の押し入れを探っていると、アダルトビデオが見つかったわけです。当時の大学生とか若い社会人は、まさにそういうものを観たくてビデオデッキを買っていた時代なので、そういうビデオテープも店頭で流すために――当時のコンプライアンスたるや！――保管していたのだと思います。

それで、そういうビデオテープも部屋のどこかに隠してあったのを発見して、いろいろ観ていると、レズビアンSMのアニメがあって、それには興奮しました。じぶんが鞭で打たれるのは非常に嫌だったし、気持ちいいと思ったことなんていっさいないんだけれど、それが快感につながっていく可能性がある、ということに独特の甘いファンタジーが生まれました。その映像を観るまで、私のオナニーは少年同士のセックスをイメージしながらやるものばかりだったんですが、そのビデオを観たあとは少女同士のセックスのイメージがレパートリーに加わりました。ということで、エホバの証人2世としての体験がSMにつながっていくっていうのは、そんなに荒唐無稽の話ではないんじゃないかなって気がします。

菊池　私はSMってまったく理解できないタイプなんですが、そのドラマを観たときにすごく納得がいったんです。宗教2世は、じぶんが背いてしまったっていう罪悪感みたいなものを抱えている人も少なくなさそうですが、ドラマの主人公にとって、それをわかりやすく罰してくれるのがSMだったのかも、って。じぶんより圧倒的に大きな力によって抵抗できない状態にされて、罰される。罰されれば、許されるじゃないですか。痛みの中に救いを見出すっていうのが、そのドラマの中ではすごくうまく表現されていて、私は初めて、SMってこういうことかって思ったんですよね。

横道　ＡＣの話はトラウマに関する話題に収束していく面があると思うんですけど、そういうパターンの展開もあるというのは興味深いです。私がさっき話した、信仰を抜けたあとの宗教一般に対する勉強への没入も、ある意味では似てるんじゃないかな。もうそういうのからまったく離れて、いっさい宗教問題にかかわらずに自由に生きていけばいいじゃない、と感じる人もいると思うんですよね。ですが私の場合にはがっちりとアカデミックに宗教の勉強に打ちこんでいった。これって結局トラウマの問題ですし、ある意味ではＳＭに近いメンタリティなのかもしれない。

二村　僕はＳＭ関係の知り合いも多くて、ＳＭをやる人が宗教と縁があるとはまったく思わないという前提で話しますが、外国のマゾヒストの男性で日本のＳＭの女王様が素晴らしいというのでプレイするために来日する人がいて……、この話が横道さんのトラウマに触れたらごめんなさい。細い木で作った棒状の鞭や、クリケットというスポーツで球を打つバット（野球のバットと違って板状）で、お尻をひどく叩かれることをとくに好む男性が、キリスト教圏から来る人にいるというのは聞きました。

一方、日本発祥のものとして縄で縛る、緊縛というプレイがあります。これも欧米でショーとして大人気です。僕は縛られて天井から吊るされていると、じぶんの体が何かへの捧げ物、供物《くもつ》になっているような気がしてきて楽しいんですよ。セックスや関係性ではなく縄という物理的なもので体を支配され自由な動きを奪われていくときに、痛さや苦しさの中に抱きしめられているような大事にされているような恍惚《こうこつ》を感じますし、縄を解かれて自由になっていくときにまた、えも言われぬ快感があります。肌に食い込んだ荒縄の跡がいつまでも軽く痛いのも気持ちがいいし、縄をほどかれているときに明らかにオーガズムに達している女性も見たことがあります。縛られるときもほどかれるときも、どちらもそうとう脳内麻薬が出てるんでしょう。ただし、下手くそな人に縛られると重大な事故にもつながります。

菊池　私、高校生のときに澁澤龍彦にハマったんです。ワケもわからないままに、マルキ・ド・サドとかを読み漁ってたんですが、サドの作品はすべて、神への反逆ですよね。

横道　ＳＭは既成の倫理を冒瀆《ぼうとく》してますから、神への反逆ですよね。私がかつて興奮したレズビアンＳＭもカトリックの女子校生たちの話でした。

信仰の自由と表現の自由の狭間で

菊池　これ以上ＳＭの話もなんなので、話題を変えましょうか。

私は最初から信じさせられていた2世だったので、幼い頃は宗教を疑うこともなく、苦しむこともありませんでした。ただ少し大きくなると、恥ずかしいという感覚が生まれました。そのあたりから、ちょっと本気では信じられないなと思うようになっていったのかもしれません。その後母が亡くなって、大人になって。じぶんの生い立ちを掘るような漫画を描くのがどうしてもつらくなったときに、信田さよ子先生のカウンセリングに通うことにしたんです。そこで、私はこんな悪い人間なんですが、どうしたらいいでしょうって相談したことがありました。

具体的に言うと「人には優しくしなきゃいけないから怒っちゃダメなのに、怒りを感じてしまうんです。私ってひどい人間ですよね」ということ。そしたら信田先生に「人間なんだから怒りを感じてもいいのよ。なんで怒っちゃいけないって思ってるの?」って質問されて、あ、これ創価学会に、母に言われてたことだ、って。100%の善人じゃないと、悪人なんですよ。それでじぶんを極悪人だと思っていたんです。今もちょっと思っています。生きづらさの根底はこれか、じぶんは宗教2世なんだと気づいたのは、このときでした。このときには、ACだという自覚はあったんですが、宗教も関わってんのかーい、って思いましたよ。

二村　不自然な価値観を刷り込まれて、それがじぶんのものになっちゃっているのは、苦しいですよね。

菊池　はい。だから、じぶんで怒っちゃいけないと思ったわけではないんですよね。そういうことを0歳のときから言われてきているので。じぶんで思ったことなのか、誰かに言われたことなのか、もはやわからないです。

二村　人間の心は、言葉でできていて自覚できる意識（自我）と、肉体そのものから来るけど自覚はしてない無意識と、あと超自我（スーパーエゴ）というもので構成されてるっていいますよね。

精神分析の創始者フロイトにとっては超自我を作るのは父親の価値観と規範だった。現代の多数派の日本人だと「日本の社会の常識」とか「生まれ育った家庭の常識」みたいなものが超自我になるんでしょう。横断歩道で車がまったく通ってないのに歩行者が意識せずに赤信号を守っているみたいなのも、僕は「安全に生きるための無意識」ではなくて「ルールを守っている超自我」なんだと思います。

じぶんの意思は、無意識と超自我にそれぞれ下と上からコントロールされている。でも自我の下のほうから突き上げてくる無意識のエネルギーが、超自我の道徳規範と激しく矛盾する人は、アクセルとブレーキを一緒に踏んでるような不具合が起きるでしょうね。

宗教が第一優先の親に育てられると、一般的な現代日本のルールや道徳とズレてる超自我を得てしまうのかもしれないけど、それにずっと従っていられる環境なら「世の中のほうが間違ってる」という信念を持てる。

菊池　横道さんは、教義のおかしさみたいなものは、勉強で上書きできたわけですよね。

横道　そうですね。小学生のときに図書館での勉強が克服の第一ステージ。大学生の頃から大学院生の頃まで続けていた宗教一般の勉強が、第二ステージ。そして40歳のときに働けなくなって、休職をして、発達障害や依存症の診断を受けて、自助グループを立ち上げ、宗教2世たちともつながっていった。そのうちに安倍晋三が暗殺されて、宗教2世問題が社会的関心になって、私は宗教2世のひとりとしてマスメディアによく露出するようになった。この一連の過程が第三ステージとなります。

それにしても、銃撃事件の直後から、私は取材でエホバの証人2世だと話すことが多くて、「こんな体験をしました」と体験談をたくさん披露してきたんですけど、「エホバの証人」という単語はなかなか報道してくれませんでした。

ですが、ものみの塔を告発するいろんなグループが活躍してくれて、ムチ問題に対する調査報告も出てきたりして、事件が起こってから四ヶ月ほどで「エホバの証人」もニュースになるように変化しました。

菊池　今は、統一教会とエホバのことは言っていいという状態になってますね。創価学会は永遠のタブーのようですが。

横道　政権与党に長年入ってるし、事件が起きてから半年後ぐらいに、厚生労働省が「Q&A」を出して、「こういうふうなものは宗教虐待だからやめてくださいね」という通達がありましたけど、あれは意外なぐらい、統一教会だけでなくエホバの証人のこともターゲットにしていたんですね。他方、創価学会に関しては——教義にもとづいた恐怖で支配してはいけないというところは別として——ほとんど問題にしていなかった。創価学会の宗教2世的体験というと、望んでいない候補先に投票させられるとか、そういう問題を自助グループでよく聞いてきたんですけど、そういうことは、全然ニュースにならないですね。

菊池　ならないです。私も流れた企画が何本もあります。取材を受けても、直前になって流れたりしていますね。

横道　Q&Aの数週間前に可決された「被害者救済法案」。あの略称をマスコミに使ってほしくなかったと思うんですね。統一教会をターゲットにした高額献金を阻止するための法案だったんですけれども、「被害者救済法案」という略称によって、宗教被害の問題を全面的に解決する法案であるかのような印象を世間に与えた。そして、それが可決されたから、「この問題でゴタゴタするのはもうおしまい」という幕引きになった。おそらく自民党や公明党が描いたシナリオどおりに事が運んだわけでしょう。「被害者救済法案」も「Q&A」も二〇二二年末に出されたから、宗教被害の問題を二〇二三年以降に持ちこさないように配慮したはず。マスメディアには、このからくりを批判してほしかった。

年を越したあとも、春には地方の統一選挙がありました。選挙があると統一教会との癒着が注目されるから、多少報道がありましたけど、このあとはすっかりなくなってしまいました。銃撃事件のあと、宗教2世を支援するための支援団体がいくつもできたんですけれど、今はみなさん困っているんじゃないでしょうか。地道に活動していても、もうマスメディアが報道してくれない。これから山上容疑者の裁判が始まっていくでしょうから、もう一回、大きな波が来るとは思うのですが。

菊池　鎮静化するだろうということは、みんな予想はしていたじゃないですか。むしろこれまでこんなに取りあげられるとは思っていなかったという、驚きのほうが大きかった。私も事件の前に集英社で『「神様」のいる家で育ちました』を連載していましたが、幸福の科学からの圧力で休載になりました。やっぱり宗教を扱うことは難しいんだって、みんな思っていました。

そもそも休載になってちょっと騒ぎになったときも、宗教というよりは、表現の自由という側面で、声をあげてくれた方が多かったんです。宗教2世がっていうより、表現の自由が、でした。

結局、本は文藝春秋が出してくれることになったんですが、休載している間に銃撃事件があり、そうなると宗教2世の問題としてとらえてくれる方が増えました。だから最悪な事件ではあったけれど、やっぱり宗教2世界隈への影響は大きかったですね。

二村　虐待や暴力や洗脳や詐欺行為がない限り、日本には信仰の自由がある。同じように根拠のない誹謗《ひぼう》中傷や事実捏造《ねつぞう》や差別や猥褻《わいせつ》物陳列じゃない限り、日本には表現の自由がある。威圧的なことをして出版をさせないのは良くないって声があがったっていうことですよね。宗教そのものが良くないって話ではなかった。

菊池　ではないですね。ただ、大きな出版社が宗教団体に屈して、個人の体験をつぶすのは良くないということでした。当然そのとおりで、それはとても重要なこと。

一方で、普段これは表現の自由の侵害だと言って、エロい絵の規制に反対しているような議員なり、論者なりは、乗ってこなかったです。表現の自由戦士と言われる人たちは、ほとんど無関心でしたね。

Part 3
発達障害・愛着障害・依存症

依存症は遺伝なのか、脳の病気なのか？

菊池　私自身は依存症ではないんですよね。父親がアルコール依存症であった子ども、アダルトチルドレン（ＡＣ）という立場です。依存症者の子どもが依存症になりやすいということはよくいわれているんですが、じぶんには当てはまってないと感じています。でも、その一方で過去においては、あまりタイプのよろしくない男性に依存してしまうことがありました。これを依存症と言っていいかどうか、私にはわからないのですが。

それから、「発達障害者は依存症になりやすい」という話もありますよね。横道さんはアルコール依存症だとおっしゃっていますが、それは発達障害由来なのか、もしくはお父さんもアルコール依存症だったということなのでＡＣ由来なのか、どっちであると考えていますか？

横道　菊池さんの事例とまさに対照的に、私の場合には「依存症の子どもは依存症になりやすい」という典型的なパターンかなと思いました。父親が毎日酒に溺れていて、そういう依存的な体質があったというのが私に関係してきていると思うんですね。依存症になりやすい家系というのがあるかもしれませんが、加えて習慣的に、親のそういう姿を見ていたから、影響を受けてしまっているところがありそうです。

ある意味で虐待の問題と似てるところがあります。虐待を受けた子どもって、しばしばじぶんの子どもを虐待してしまう。受けた虐待自体はもちろん嫌なのだけど、じぶんは実際に受けたわけだから、「最悪の場合にはあり」なんだという認知になってしまう。で、気がついたらじぶんの子どもに体罰を与えている。そういう感じで、私自身は酒びたりの姿を見せていた父親のことが苦手だったんですけど、「最悪の場合にはあり」になってしまったのだと思います。

あまり言ってこなかったことなのですが、父親とうまくいかなくなったあと、酒を飲んでいると、想像の中で父親と連帯感を覚えだしたんです。父親と私は今絶縁状態ですし、母親とも同様なんですけど、やっぱり両親のことを心のうちでまったく無視できるわけではありません。それで、酒を飲みながら、ぐだぐだとくだを巻いていた父親とじぶんを重ねることが、一種の快感になってるんです。

菊池　へえ、面白いですね。お母さんからの影響も感じていますか？

横道　母自身は宗教に入り浸りになっていて、宗教に対する依存があったと思います。加えて、母は教義上では「ふさわしくない」と見なされるテレビドラマの依存症的享受者でした。だから父も母も依存症的人間ですね。私も、子どもの頃から同様です。万引き少年でしたし、オナニー依存でしたし、過食もありました。自閉症の子どもって典型的には拒食傾向があります。私もそうだったのですが、じきになんでも食べられると自己暗示をかけて、以来人生のほとんどの期間で軽度肥満です。五年ぐらい前にアルコール依存症の診断を受けて、それから酒を控えなければならなくなって、代償として甘いものを摂取することが増えてしまいました。すると今から二年ほど前に、今度は糖尿病を診断されてしまった。今はどん詰まりの状況です。

菊池　横道さんが対談のご本（『酒をやめられない文学研究者とタバコをやめられない精神科医が本気で語り明かした依存症の話』太田出版、二〇二四年）を出された松本俊彦先生は、依存症は親からの影響が大きいっておっしゃっていますね。同時に、脳の病気ですってこともお伝えになっています。依存の対象によってどちらの要因が大きいか、差もあるみたいですね。最近は私もいろいろ学びましたが、父の依存症に向き合ったばかりの頃は、脳の病気なので仕方ないって言われると、「わかりました。病気なので偏見を持たないようにしますね」という考えと、「そっちは病気で、病名ついていいね。こっちはただ生きづらいだけですよ」という気持ちが一緒に湧いていました。

横道　松本俊彦先生がよく使う比喩に、「依存症っていうのは、脳がハイジャックされた状態になってることだ」というものがありますね。アルコールやドラッグやギャンブルに自己を乗っとられ、支配されてしまう。じぶん自身のセルフコントロールがきかなくなる。よくわかる感覚なんですが、ただ私には自閉スペクトラム症の「こだわり」もADHDの「過集中」もあるので、どこからどこまでが発達障害の問題で、どこからどこまでが依存症の問題なのか、じぶんでもよくわかりません。

菊池　はっきり線引きできるものではないんですね。

そういえば友達に、ADHDと診断された人がいます。彼は朝起きていきなり、チョコとかグミとかを食べていたんですって。それをパートナーに砂糖依存なんじゃないかって指摘されて。そのあとで診断を受けたらADHDだったということなんですけど、彼は定型の人と違う脳の使い方をしているから、糖分が必要だったんだっていう結論に落ち着いていているそうです。そんなことって、ありますか?

横道　ありそうですよね。そもそも依存症になる人って、基礎疾患としてADHDを持っていることが多いんです。多動や不注意、その失敗によるストレスから欠乏感が生まれて、じぶんなりのコーピング（対処法）として糖分を取るようになっていったというのは、よくわかることです。ADHDの他のパターンでいうと、年がら年中自宅でゴロゴロしてる人とかも多いですね。私も含めてなんですけれども。糖分摂取と同じく疲労へのコーピングなんです。

菊池　先延ばしばかりして、まわりに怒られているＡＤＨＤの人、たくさんいますね。私はＡＤＨＤの人は多動っていうイメージだったので、その二つがうまくつながらなかったんですが。

横道　ＡＤＨＤに関して、先延ばしとか、片付けができないということがよく話題になりますけど、それは、いわゆる「脳内多動」というものがあるからなんです。ＡＤＨＤの人って、体がのっそりのっそりと鈍重そうに見えても、脳の中がガーって動きまくってるから、それでパンクしつづけていて、結果として締めきりが守れないとか、散らかしっぱなしになってしまうというメカニズムがあります。

菊池　なるほどなあ。

横道さんが健啖《けんたん》家なのとは反対に、私はどうやらご飯を食べることが嫌いだっていうことに、最近気づきましたよ。

横道　食に対する関心が低いということですか。噛むのが面倒くさいとか？

菊池　ううん、食べなきゃ生きていけないということが嫌いみたいですね。食べないでいられるなら、食べないでいたいです。

横道　美味しいっていう感覚とかに対して執着が弱いのでしょうか。

菊池　それもあるかもしれません。美味しいものはもちろん好きなんですが、ちょっと感覚過敏気味なところもあります。たとえば私はお蕎麦が好きじゃないんですが、お蕎麦って一本一本四角いじゃないですか。あの角を全部、口の中で感じてしまうんですよ。その感覚が嫌なんです。食べられないものはあんまりないんですが、あんまり好きじゃないっていうものは多い。そういうことも影響してか、食べるという行為をしていると、もううんざりだっていう気分になることがあります。

人間は退屈であることが苦しい

二村　菊池さんはお風呂に入るのも苦手ですか？

菊池　お風呂は好きです。

二村　お風呂嫌いな人、多いですよね。

菊池　最近よく聞きますね。

二村　同じように苦しんだことがない人からすると「え、なんでお風呂が嫌いなことが生きづらさなの？」って感じでしょうけど、ＳＮＳで「風呂キャンセル界隈」って言葉が生まれて、多くの人が「じぶんだけじゃなかったんだ」って思えたでしょう。入浴したほうが快適ってわかってるし、入ろうと思えば入れるはずなのになかなか入れない。部屋が片付けられないとか、ゴミが捨てられないのと同じセルフ・ネグレクトです。過食だけじゃなく拒食も依存症的だと言っていいなら、お風呂に入れないのも同じじゃないでしょうか。

風呂キャンセル界隈もいろいろいろいるっぽくて、一つは、おそらくＡＤＨＤ由来。僕はそれなんです。まさにさっきの横道さんのお話どおり常に気が散ってるもんだから家にいるときにあれをやらなきゃ、これをやらなきゃと心の中が忙しくて、やることの順序が組み立てられないまま入浴が後回しになる。家にいるだけなのにヘトヘトになって、といっても結局やったことはスマホをいじってただけなんですが、気がつくと風呂に入れないまま倒れるように寝ている。僕は、ずっと家での仕事が続いてオンラインでしか人に会わないと四日五日入浴できないです。それでアトピーが悪化する。ただ僕はリアルで人と会う予定があれば、その前には身綺麗《みぎれい》にすることを優先させますから、そうすると入れるんです。とにかく病的なほど人からモテたい、そのために生きていると言ってもいい。ＡＤＨＤで先延ばしにしたいよりも、愛着の不安で他人から嫌われたくないことのほうが勝ります。

そうして入《はい》れてしまうと僕はお風呂が好きなんです。横道さんは水の中にいる感覚がお好きで暑いときは水風呂に一日に何度も入られるとのことですが、僕も銭湯や温泉が好きです。昔の作家、たしか内田百閒だったと思いますが「風呂に入る前は面倒くさくて一生入りたくないが、いったん入ったら一生出たくない」みたいなニュアンスのことを書いてて、わかる！ってなりました。

だから僕が生活リズムの混乱で数日ほど風呂をキャンセルするのは、全然軽症です。双極性のうつの症状で、お風呂に入るための気力がまったく湧かないという人の話も聞きます。重なっている場合もありそうですが、ACだとは限りませんけどトラウマ由来で入浴が困難な人もいるといいます。感覚過敏もあるんでしょうけど、湯船につかって体がリラックスするとフラッシュバックに襲われることがあるんだそうです。横道さんがおっしゃる「地獄行きのタイムマシン」（トラウマに由来するフラッシュバックのことを、横道はこう表現している）に近いんだと思います。それが怖くてお風呂を後回しにしてしまう。普通の人でもシャワーを浴びているときに不意に過去の失敗、やらかしが思い出されて一人でアーッとうめくことがありますけど、つまり嫌な記憶を頑張って遮断して心を守っていた無意識が、油断するんでしょうね。悪夢を必ず見るから怖くて不眠になるというのと近いのでしょう。

僕はアルコール、若い頃は飲んでいましたが、これも要領よくやめられました。母も父も飲んでいたので僕も弱くはないですが、菊池さんのお父さんの話を聞くと、お酒は飲めない人のほうが依存症になるのかもしれませんね。僕は飲むと赤くなるんですけど酩酊《めいてい》というか麻痺《まひ》できなくて、むしろアトピーがかゆくなっちゃうんです。女性にモテていたいし、醜形恐怖もあるから赤い顔にもなりたくない。スナックみたいな場所が好きで、仲のいい相手となら酔わなくても社交できるほうなのでお茶やトマトジュースで過ごしていて楽しいんですが、これも母が酔っ払っていた記憶への感情と関係あるかもしれませんけど、からみ酒の人や泥酔する人がまじで嫌いでじぶんがそうなりたくないという思いが強いです。

それと僕も横道さんと同じで、めちゃめちゃよく食べます。酒をやめてからというわけではなく、昔からよく食べます。

菊池　二村さん、甘いの好きですよね。

二村　スイーツ大好きですね。でも肉でも野菜でも、激辛以外ほとんど何でも大量に食べます。この歳なのに食べ放題も行きます。さっきの、多動の人間は脳がカロリーを必要としている説、初めて聞いたんですけど大いに納得できます。

それに加えて、僕の過食はＡＳＤ的なこだわりもあると思います。みんなで居酒屋で飲むときに一人だけ最初から定食を注文したりとか、あと宴席が終わって料理が大量に残っていると、みんなが帰ろうとしてるのに残りものをばくばく食べ始めるんです。まわりからは変な人だと思われてるだろうけど、平気で食べます。女優さんがダイエットしてて撮影現場のお弁当があまってると、それも二個でも三個でも食べちゃう。食べ物だけじゃなくコスパ全般めちゃめちゃ意識してて、貧乏したこと一度もないのに異常にケチなんですよ。

依存的なことをしているときは脳の中で意思が快楽物質にハイジャックされているという松本先生のお話も、じぶんのことを考えてまったく異論ないんですが、問題は、なぜハイジャック「されたい」のかということです。僕は、時間を気にせず面白い漫画やウェブサイトを延々と読んでオタク的な楽しみを得ているとき、やらんでもいいコスパの計算をしてるときや人の残り物まで食べているとき、もちろんエッチなことを考えてるときやAVの撮影中も、文章を書いていて調子がいいときも、つまり(適切な言い方かどうかわかりませんが)のびのびと発達障害的でいられる時間は、つらいことを感じなくてすんでいる感覚があります。同じように依存的なことをしてる時間でも、たとえばSNSの真面目な投稿や誰かと誰かが喧嘩をしている一連の投稿を読み耽っているときは、つらいのです。いろいろ考えたり、人の悪意や苦しさに触れたりしてしまうから。

でも、つらいのにやめられない。たんに時間を無駄に使っているというより、SNSで他人のネガティブな投稿や攻撃的な投稿を眺めているという行為で、僕は僕自身を痛めつけている感覚になる。そんなことを続けてしまうことで、何をしているのか。

哲学者の國分功一郎さんが『暇と退屈の倫理学』（新潮文庫、二〇二一年）という本に書かれてますけれど、人間は退屈であることが苦しいっていうんですよね。それは脳が、やることがないと子どもの頃に刻みつけられたトラウマと向きあわなきゃいけなくなるから。そうしたくないから人間は仕事でわざと忙しくしたり、本を読んだりテレビやインターネットを見たり、快楽や嗜癖《しへき》に耽ったりするんじゃないでしょうか。

依存症になるのは真面目な人

菊池　ACや依存症じゃない人も、退屈だと頻繁に子どものときのことを思い出すんですかね？

二村　そこは程度問題だと思います。トラウマが軽微な人にも「じぶんは人と比べて劣ってるんじゃないか」って感情、あるいはもっと漠然とした不安、無意識の自己不全感が訪れることはある。退屈が苦しいというのはじぶんがじぶんであること、じぶんがじぶんでしかないことが苦しいのだと僕は解釈してます。現代社会に生まれて、誰とも比較されずに育つというのはほぼ不可能でしょう。さらに菊池さんや横道さんのように理不尽で苛烈な体験をされた方は、それでじぶんが苦しかった時間が具体的に思い出されてしまう（心がブロックをかけて思い出せなくなってる人もいるでしょう）。あるいはADHD傾向があると忙しくしていても同時に脳が多動して、常にトラウマに触れてしまっているのかもしれない。

僕は、あらゆる人間が幼少期に親から心に穴をあけられているのだろうと『なぜあなたは「愛してくれない人」を好きになるのか』（イースト・プレス、二〇一四年）という本に書きました。心の穴とは漠然とした欠落感、埋められない本質的なさみしさのことを普通は指すと思いますが、もうちょっと解像度を上げて僕なりに表現するなら、つらかった経験と似ているものごとへのパターン化した無意識の対応と、その人独特の認知や不思議な信念、思いこみのことなんだと思います。どちらも感情や行動の「くせ」として表れます。同じことを認知行動療法では早期不適応スキーマと呼ぶようです。それは虐待やネグレクトを受けてなくても誰にでもほんのりとあるもので、と言うと本当に重篤なトラウマに苦しんでおられる横道さんのような方に申し訳ない気もするんですが、やっぱり僕はそう思うんです。

すべての人間は、全能感があった幼少期を終えると、現実によって（多くは親、もしくは身近な誰か、あるいは社会によって）何かを諦めさせられて、なんらかの不快さ、さみしさを我慢しながら生きなければならない。もちろん褒められたことで伸びた部分もある。どう傷つけられたか、どう愛されたか、それにどう幼心で対処してきたのかと、生まれ持った肉体や脳の性質との合わせ技で、その人の性格や観念のパターンは形成されている。欠点だけではなく、その人の人間的な魅力もそうやって形成される。性格も観念もじぶんを苦しめるものであるなら、あとからの対人経験や治療である程度、変えていくことはできると思いますが。

ＡＣの問題、心の穴問題、脳の多様性の顕《あらわ》れが発達「障害」と呼ばれてしまう問題、そして嗜癖への依存という問題を、それは特殊なものであるとするか、ある閾値《しきいち》を超えると症状や生きづらさと呼ばれてしまうけれど、多かれ少なかれすべての人が持っているものであるとするか、それは決め方（考え方）によるので、正解はないんでしょう。

ただ僕はそうやって「親も人間なんだから、親には親の心の穴があって、いい親でも悪い親でも、あらゆる親が子どもの心になんらかの穴をあける。誰でも心に穴があるから、ほとんどの人間はじぶんと他人の心の穴が反応しあう対人関係（おもに恋愛やセックス）で困りごとを抱えがちなのだろう」って言い続けてきたんですが。最近知ったんですけど、フロイトの孫弟子にあたる位置づけのウィニコットっていう、小児科医から精神科医・精神分析家になった人が「ほどよい母親（good enough mother）」って概念を提唱してたんです。これは僕には衝撃でした。つまり、子どもを放っとくわけではなく、ほどよく叱りはするけど虐待はしない。愛してはいるけど甘やかしはしない。ずっと抱きしめていたわけではないけど、いつもちゃんと見てはくれていた。そんなふうに子どもをほどよく愛することができる母親、あるいは適切に育てることができる両親がいたら、その子どもの心には穴はあかず、生きづらくない精神を得るだろうって話なんですかね……。うーん、そりゃそうなんだろうけど、そう完璧にふるまえる親なんて現実的じゃないし、あらゆる親がコンピューターじゃなく人間である以上、どっか変で、どっか偏りがあるはずだろうって思っちゃうんですよ。ただ「ほどよい＝適切＝完璧」と理解してしまうのも僕の完璧主義的な認知の歪みで、つまり僕の心の穴で、もしかしたらウィニコットは「ほどよいということは、完璧を目指さなくていいという意味だ」と言っているのかもしれないんですが。

菊池　「ほどよく」は「完璧」とは正反対に聞こえます。私たちの親は全然「ほどよく」なかったですよね。私の父も母も、おそらく完璧主義者でした。私もゼロ100思考ですし、もし親になっていたら、全然ほどよくなかったんだろうなあ……。

二村　社会に生きていて「ほどよく」ふるまうなんてことが、普通のマジョリティの人には本当にできているのかが疑問なんですよ。依存の話で言うと、僕はタバコも吸わないんですけど、タバコは脳の過活動を沈めるからストレスにいいって説ありますよね。昔の大人はほとんどみんなタバコ吸ってましたけど、あれはタバコが好きだったんじゃなくて、つまり社会がおおらかだったとかそういう話じゃなくて、景気が良かった時代に適切に社会の一員だった働き者の人たちは言ってみれば全員が躁状態だったわけですから、あれはそれをニコチンでコントロールして鎮静化させてバランスをとらせていたのではないですか。

余談ですけど、逆に今のアメリカあたりの新自由主義的モーレツ金融サラリーマンとか証券マンは、うつでもASDでもないのに、わざわざASDの薬を服用して脳をめちゃめちゃ活動させて働いているって噂がありますね。

横道　私も酒を飲んで酩酊することで、過活動を抑えてる面があるかもしれない。もちろん、コミュ障だからというのもありますけれどもね。飲まなかったら、顔が無表情になったりとか、挙動がぎこちなくなったりとかっていうのがあるから、悪い印象を与えるんじゃないかと思って、潤滑剤のようにして酒を飲んでいます。さっき二村さんが、前ほど飲まなくても大丈夫になってきたとおっしゃったけど、私はそれができないまんま来ています。若い頃に酒を飲んだら、じぶんのキャラが変わって陽気になった経験があって、それがブレイクスルーだったんですね。たぶん依存症になってしまう人の典型的なパターンだと思うんですけど。

菊池　父は発達障害の傾向はまったくありませんでしたが、飲まないとしゃべれない人でした。依存症の典型ですよね。飲まないとしゃべれないから飲んでキャラを変えてしゃべるという。

二村　真面目な方だったわけですよね。真面目なのに、真面目だからこそ「ほどよく」ふるまえなかった。

菊池　そうですね。

横道　依存症になる人は真面目な人ですよ、だいたいね。

菊池　だから、いい人が多いですよね。

こだわりであり、正義

横道　ところで最近ではＰＴＳＤ（心的外傷後ストレス症）のある人が依存症になるという議論が盛んですね。先天的な発達障害とか後天的なトラウマ障害によって傷ついた人が、痛みをなんとかしようと無意識に自己治療を試みているうちに、気がついたら依存症になっている、という構図です。

菊池　『人はなぜ依存症になるのか』（星和書店、二〇一三年）で知られるエドワード・カンツィアンが提唱した、自己治療としてのアディクションですよね。私が最初に会った依存症の方々は、自助グループに通って回復されている人たちだったので、元気になっていることがうらやましすぎてショックを受けてしまったんですが、知れば知るほど、私と彼らのメンタリティーは一緒だと感じました。私は体質的にお酒を飲めなかったけれど、中身は一緒。私は何で自己治療をしていたのかな……。

横道　そうなんです。だから最近はトラウマ障害っていうのは、後天的な発達障害みたいなもんじゃないかっていう議論が注目を集めています。生まれつきはそうじゃなかったけど、トラウマによって発達障害者っぽくなることはよくあるっていうのが最近の人気トピックです。

菊池　私がときどきそんな感じになるのは、そういうことなんだろうなと思います。

横道　私の父親に関して思いだせば、父が酒飲みになったから母がカルト宗教に入ったわけじゃなくて、母がカルト宗教に入ったあとに、父は酒に溺れるようになっちゃったんですよね。「母と話が通じなくなったことが大きいかも」と言いましたが、菊池さんの家庭でも同じことがあったんじゃないかな、と想像してしまいます。お母さんが信仰を持っていて、お父さんがそれにちょっと絶望したりしてから、酒にはまり込んでいった。どうでしょうか？

菊池　そう思います。でもお互い、結婚前から宗教のこともお酒のことも知ってはいたんですよね。きっと「まあなんとかなるか」と思って結婚して、一緒に生活したらお互い「うわ、これはやってられない！」って、絶望しあったんじゃないですかね。

二村　横道さんが対談とかのときにお酒を飲まれることを聞いて、いや、聞いてというか、今、現にこうやってそれを目の当たりにしていてですね（笑）、何を思い出すかというとじぶんのことです。僕、アダルトビデオの撮影中に監督をしながら、つまり仕事中に、マスターベーションをしてるんですよ。女優と男優がセックスしてる前で。もちろんカメラは僕のことは映してない。他にそんな監督いないから、つまり、それはAV監督として普通ではないようです。

菊池 私、その姿見ました。

二村 撮影に取材で来てくれましたもんね。

菊池 はい、現場見ました。噂に聞いていたので、驚きはしませんでしたが。というか、それが初対面ですね(笑)。

二村 ひどい初対面(笑)。でも僕はそれをじぶんの依存症だとは思ってないんですよ。その僕のありさまを見て「よしっ! 監督をもっと興奮させてやろう」って頑張ってくれる女優さんも多いし。でもまあ、中にはマジでキモがる女優さんもいたし、僕の現場のレギュラーじゃないスタッフにもキモがられました。

だから(?)、僕は横道さんの対談中の飲酒は変だとは思わないですけど。

菊池 二村さん、それは戦略的に出してるんですか。

二村 僕がそういうことしてるって知ったソフトオンデマンドって会社の当時の社長の高橋がなりって人が「面白いから、監督が撮影中オナニーしてるってパッケージに書こう」って。「AVユーザーの信頼を得られるから」と言って。それでまあ実際に僕はAV業界で有名になったし、AVファンから愛された。

菊池　最初はなんでやったんですか。

二村　最初は無意識に、気がついたらやってたんだけど。他の監督はなんでやらないんだろうって思ってた。でも結局、誰も真似しなかった（笑）。

菊池　なんでやらないんだろう、って（笑）。

二村　やったほうが正直だろうと思ってたんですよね。なんだろう、理由。理由はいくらでもあとからつけられるけど。今目の前で行われてるセックスがエロいかエロくないか、雑じゃない気持ちよさそうなセックスになってるかどうかは見てるじぶんのちんこの反応に訊くのが、いちばん正確だと思うんですけど……。あと、ちんこ握りながらカメラマンや出演者に指示を出してるの、かっこよくないですか？　かっこよくないか……。やっぱり依存症なのかな。だんだん自信がなくなってきた（笑）。

横道　どっちかというと、正直さにこだわるのは自閉スペクトラム症の特性っぽいかも？　と思ったりします。

二村　そうか、そうですね。横道さんのおっしゃるとおりな感じがします。たしかに、これ僕のこだわりですね。出さなきゃいけないわけじゃないのにAV監督だったら用がなくてもちんこ出すべきだろう、というのが僕の自閉的なこだわりであり、正義なんでしょう。他のやつらのほうが間違ってる、俺こそがAV監督として正しいっていう。あと、きっと撮影中の監督としての不安が収まるんでしょうね。昔の映画監督で撮影中ずっとタバコ吸ってた人、いましたよね。

ちょっと話があちこち行って申し訳ないんですけど、依存症の話じゃないんですけど連想したのが、僕の大好きな橋本治っていう作家がね、小学校の授業中に授業と関係ない歌を一人で歌っている子どもだったって人で。そして彼はゲイなんですけど、そんなこととは関係なく、じぶんは男として真っ当だって書くんですよね。男とイチャイチャはするけれど、ちゃんと打算なく陶酔もしていて同時に論理的でもあるじぶんは正統な男であると。じぶんの「まともじゃなさ」に誇りと自信があって、自己憐憫《れんびん》がない。世の中がまちがってるから自分は苦しいって被害者意識もなくて、世の中というのは基本的にまちがってるものなんだから、真の正統派であるじぶんが苦しいのは当たり前だって言いたげで、でも言うべきことはちゃんと言う。かっこいいんですよ。でも、なんて言うんでしょう、誰にでも伝わる話ではなくて微妙に自閉的ですよね。でも、わかる人には多分スッとわかる。だから僕は橋本さんが好きなんだけど。

横道　普通は、というか多くの人は、「裏表がある」ってことを大事に考えて、なんとかオブラートに包んで、と考えていくんですけど、自閉スペクトラム症の特性があると「なんで？　なんで、みんなもっと正直に生きないの？」と納得できなくなってしまいますね。私自身は自閉スペクトラム症の長所だと思っているのですけれども。

二村　僕も「なんで撮影中に監督がオナニーしちゃいけないんだ」って、だって映像を見てオナニーする人のために撮ってるんだから、そのほうが正統だろうよって思ってますね。そのことを気持ち悪がる人もいれば、面白がる人もいたけど、僕の場合はたまたまそれで仕事が成立しちゃったってことなんだなというのを、横道さんが収録しながらお酒を召し上がってるのを見て思いました。

菊池　それは一緒にしていい話なんですかね？

二村　オナニーするなって言われたら、僕、監督できないですから。

菊池　ああ、そうか。横道さんもお酒飲むなって言われたら、お話できないわけですね。

横道　いわゆるセックス依存症ですよね。

二村　（笑）

横道　相手がいないままオナニーをし続けるタイプのセックス依存症もあるそうです。ですから、たしかに私が対談しながら酒を飲むことと、二村さんがアダルトビデオの撮影をしながらオナニーをすることは、そんなに違っていないんでしょうね。

橋本治に関して思ったのは、橋本さんもものすごい量の本を刊行したじゃないですか。ああいう度を超えたクリエイティビティって、私はなんとなくわかる気がするんですよね。つまり、トラウマがエンジンになっているんじゃないかなと思うんです。たぶん書くことに依存したんではないかなって。もっとも、これは私自身を投影した意見です。お酒を飲んでたけど依存症になっちゃって、甘いものに逃げたんだけど、糖尿病になっちゃったから、今は依存症対象として執筆作業という「行動嗜癖」がある。三年間で22冊出しましたから。

菊池　たしかに、本を書く依存みたいですね。

二村　橋本治はお酒を飲んでたイメージはないですけど、チェーンスモーカーでした。どこかに「私がタバコを吸うのは、さみしいからだ」って書いてましたね。吸わないと書けなかったんだろうし、それで尋常じゃない量を書いていた。

何が依存症で、何は依存症じゃなくて自己治療的なコーピングなのかって言ったら、やっぱりそれがその人の人生を損なっていたり周囲に被害を与えてるかどうか、それ以外ないと僕は思いますね。僕の知り合いに全身にびっしりタトゥーを入れてる人も、堅い職業なんだけど服を着てたら見えないところにだけ大きいタトゥーをこっそり入れてる人もいます。反社会勢力に所属してると上司に入れてこいって言われるのかもしれないし、周囲を威圧するために入れて見せびらかす人、もちろんファッションとして入れてる人もいるでしょう。でも、もしじぶんのためのコーピングで入れてるとしたら、彼らがタトゥーを入れることを禁じられたら、もっと体や人生に害のある嗜癖を始める可能性がある。

依存性ある嗜癖でコーピングしていることと、病気としての依存症との違いは非常にあやふやですが、橋本治も横道誠も、大量に書くことは依存症ではなくコーピングなんだろうって思いますよ。その結果として生きづらくなってるのか、生きやすくなってるのかの違い。

横道　たしかに有害か無害かで考えるっていうのは非常に大きな、大事な基準ですよね。とはいえ、ややこしいのは、途中まではたぶんコーピングになってるけど、途中からは、むしろ生命の危機につながっていくことが多くて、境目が結構、曖昧なんですよね。リストカットなどはもちろん、酒にしてもタバコにしても、賭博にしてもセックスにしても。

セックス依存は依存症なのか？

菊池　男性のことはよくわからないんですが、女性に関しては、セックス依存症って本当にあるのかなって疑っちゃうんですよ。性そのものに依存しているわけではないんじゃないかって思ってしまう。トラウマの再演であったり、関係性依存であったり、コーピングであったりするんじゃないのかな。そのへんがDSMに入らない理由なのかな、なんて。素人考えですが。

二村　痴漢犯罪や少女少年への性加害の常習犯、迷惑なナンパ行為の常習者やストーカー、街を歩いていて女性にだけわざとぶつかってくる男性などは、他のアブノーマルな性行為とはまったく違っていて、あきらかに依存症ですよね。女性が、ある相手と継続的にセックスしていて、あるいは性風俗店で働いたりアダルトビデオに出演していて「苦しい、でもやめたくない」と感じているなら、それは依存症なので医療や福祉や行政に助けてもらってでも、なるべく早くやめるべきです。恋愛だとしても嗜好だとしても職業だとしても、その女性に向いていないんですよ。

一方、ものすごい回数の、あるいは過激な内容のセックスを（ときには不特定多数の相手と）している女性や男性同性愛者がいますが、本人がその生き方を楽しんでいるなら、それは治療の対象ではなく、ましてや心配したり見下したりするのは無礼で差別的な話だと僕は思います。そういうことをする女性が女性だからという理由で心配されたり、男性からも女性からも驚かれたりすることがありますが、彼女たちは受動的に男にやられているのではなく、じぶんから能動的に過剰なセックスをすることでトラウマや発達の凸凹《でこぼこ》からくる苦悩をうまく逃しているのかもしれないし、そんなこととは関係なく、ただセックスをたくさんしているだけなのかもしれない。それは本人にしかわからないし、他人は知ろうとしなくていいこと。もちろんセックスそのものが楽しくないのに、やめたいのにやめられない人がいるなら依存症なので、治療を受けたほうがいい。

他人と何気ない会話をすることが苦しくて、あるいは怖くてできない、もしくは虚無を感じるんだけど、男はセックスはしたがってくれるから、とりあえずセックスしとけば間が持つんだとじぶんで言う女性もいます。それも発達由来もしくはトラウマ由来なのかもしれないし、そうではないかもしれない。そういう人に道徳的観点からセックスを禁じるのも良くないんじゃないかな。

セックスそのものが健康に悪いんじゃなくて、やはり人生を蝕《むしば》むのはセックスによって生じる人間関係の軋轢《あつれき》だったり、あるいは性病感染だったり望まぬ妊娠だったりですよ。そこを上手に注意深く避けて、体と心の安全を守りながらセックスしまくっている主体的でタフな女性は意外とたくさんいる。むしろ一対一恋愛、ロマンチック・ラブのほうが人を狂わせてしまうことが多い。

菊池　セックス依存と言われる女性は、脳がセックスにハイジャックされてないような気がするんですよね。飲みたくないのに、ギャンブルしたくないのに、脳がハイジャックされてそうせざるをえない依存症者とは、同じに見えないんですよね。

二村　強烈なオーガズムを感じている人は、ＳＭプレイとかと同じようなドーパミンは出てるんだろうなと思いますけど。

菊池　脳内では、そうですね。だけど「それを今すぐやらないと無理！」とかにはなってないいんじゃないかなあ……。

二村　たしかに「やり続けてないと死んじゃうの、今すぐ誰でもいいからやって！」なんて淫乱女性は現実には存在してなくて、それは男性の欲望が作ったファンタジーだろうとは思います。

菊池　アルコールの依存症が進むと、みりんとかトイレの芳香剤とかも飲んじゃうわけですよ。アルコールが入ってるから。聞いた話ですが、ある方がお酒をやめたくてもやめられなくて、最後に行きついたのが、じぶんの手を切り落とすことだったっていう。そうしたらもうコップ持てないだろうって。でもその方、その後はストローでなんとか飲んでいたんですって。これってもう完全に脳みそハイジャックじゃないですか。じぶんの意思ではない。

二村　痴漢も逮捕されるってわかってても、やるもんなぁ。

横道　私も精神科医じゃないから、ＤＳＭやＩＣＤで依存症としてカテゴライズされていないセックス依存症が、本当に依存症なのかどうかはわからないのですけれども、たとえば、女性の場合に、男がじぶんに落ちる瞬間、その快感がたまらないっていうパターンの人って結構いますよね。男を落とす行為に病みつきになっている。その人の脳は、ギャンブル依存症とほぼ同じ感じで「賭け」の興奮にハイジャックされているという気がするんですね。ということは、恋愛依存症は、やはりＤＳＭとかＩＣＤで依存症として扱われていないけれども、依存症の性質が強そうですし、それとセックス依存症はかなり連動しているのでは、なんて思ったりします。

二村　さみしいという理由でいろんな相手とセックスしてしまう女性や、いわゆる「押しに弱い」女性は、セックスそのものが好きなわけじゃないんでしょう。マッチングアプリでの出会いがやめられないのも、おそらくセックスへの依存ではなく「自分には性的魅力があるんだ」と確認しつづけることがコーピングになっているんでしょう。男性の場合、しつこいナンパみたいな相手の同意が取れてない迷惑行為も最初は「今のじぶんとはちがう、男らしくてセックスに不自由しない男になりたい」という自己啓発的な動機で始めるんでしょうが、やがて依存症っぽくなっていくことが多いと思います。

オナニーもオーガズムに達すれば終わるはずなのに（僕の撮影中のオナニーもオーガズム

を求めているわけではないので人のことは言えませんが）いつでも、いつまでもじぶんに触り続けているのは、さみしいからなんでしょうね。終わりが来ないといえば、無料で無限に鑑賞できてしまうポルノサイトをインターネットでなんとなく観つづけてしまうのも睡眠時間が削られて体に悪い。

横道　私の場合は、オナニーがたぶん女性的な感じで、よくアナルバイブを使ってアナニーを楽しんでるわけですね。男として女性に責められてる気分も味わえるし、男として男にセックスされてる気も味わえれば、私が女性になって、女性として男に挿入されてる気分にもなれば、あるいは女性として女性に愛撫されてる気分になる、四通り楽しめるということがあります。それで、どういうときにオナニーをするかというと、少なくとも私の場合には単純な快楽の追求ではなくて、心が健康的に安定するときは、性欲処理をしたりしないんです。やっぱりフラッシュバックがあったりして、苦しいときに、それを緩和しようとして、やっているんですね。だからトラウマとセックス依存はやはり関係が深そうだな、と思っています。メンヘラ男とかメンヘラ女って、セックスに執着する人が多いような気がします。

二村　セックスできる、させてもらえるってことが、やはり子どものころ親からの無条件の肯定が足りなかったと思いこんでて醜形恐怖もある僕なんかにとっては、最大限の

「受容してもらえた」って喜びです。ただ、じぶんはセックス「は」できる人間なんだってわかってしまうことでシラけて、惰性的になったりする場合もある。

僕は罪悪感を利用して生きてきた

横道　私は母から宗教の教義にもとづいて頻繁に鞭で打たれていたわけなんですけど、そういうことをされながら、母にも自閉スペクトラム症の特性があって、なんでもかんでもしゃべる人だったので、たくさん母の話を聞かされました。オブラートに包めない人だったんですよ。じぶんがどれだけ人間関係に恵まれていないかとか、じぶんの夫が帰ってこなくて悔しいかとかね。つまりじぶんの娘、たとえば長女にするような話を長男の私にしていたわけですね。うちには私の2歳下の妹もいたんですけど、妹より私のほうが物分かりがいいし、最初に生まれた子だから溺愛していたっていうのがありそうです。ですから私は長男だったけど、長女のような気分だったんですね。それってたぶん、私のそういう女性的な意識にすごい関係してると思うんですよ。ゲイ、レズビアン、バイセクシャル、パンセクシャルなどが先天的な特性なのか後天的な特性なのかって難しい問題ですし、ケース・バイ・ケースかもしれませんが、私の場合もどうなのかよくわかりません。

二村　お母さんが言葉を使って、身体は男性である横道さんに女性性を移植しちゃったのか。そのお母さんの言葉の中に男性への恨みがあった。同じことを娘に対してやる母親がいる家庭はたくさんあるでしょうね。男性憎悪の感情はともかく、一般にいう女性性、女なるもの、みたいな精神というか魂が、女親から娘に、あるいは息子に伝わる。肉体が男性女性どっちかとか染色体とかとは関係なく。

僕は父親が身近にいない環境で育ったから、定型的な家族像とか、男とはどうふるまうものなのかがよくわからない。うちとは全然違うタイプの苦労が多かったシングルマザーに育てられた男性には「僕がお母さんを助けなきゃ！」って、漫画とかから男性性を学習して過剰に男らしくなる人もいるようです。うーん、やっぱりさっき言った適切な両親、ほどよい両親によって、ほどよい父性と母性を与えられることは、ほどよく社会に適応できるってことで、少なくとも社会で普通に生きていく人にとっては「いいこと」なんでしょうね。

菊池　でも今はそんなに父性・母性ということも言わないですし。

二村　それに、それが正しいってことになると僕自身が差別されてる気がしてきて、腹が立ちます。

菊池　二村さんのお母さんが、父親でもあり、母親でもあるようなことだったわけじゃないですか。でも今は、お母さん自身が望んだことであれば、その生き方で良かったと言われると思うんですよ。

二村　それはそうですね。母が令和の時代の女だったら、息子の僕に対して、あんな罪悪感は持たなかったかもしれない。

菊池　お母さんは、じぶんが生きやすいように生きただけかもしれないんですよね。ただ二村さんが、それによって受けた傷つきを、なかったことにする必要もないですよね。それから、お母さん個人がどうのこうのだったというのではなく、社会が女の人はこうするべき、母親はこうするべきっていうことを言っている中で、お母さんがそうではなかったことに二村さんの傷つきの原因があるのだとしたら、やっぱり社会にも要因があるんじゃないですかね。

二村　これ、障害というものが医療モデルか社会モデルかの話と同じですね。ある人が障害者であるということを、本人の肉体の特性が作ってるのか、バリアフリーが満足じゃない社会や無意識に差別する人の視線が作ってるのか。僕なんか眼鏡をかけないと外を歩けないけど、眼鏡とかコンタクトレンズが普及してる社会だから、視力が悪い人も健常者の仲間に入れてもらえて生きることができている。大昔だったら生きていけなかったわけです。

菊池　だから今現在、二村さんのお母さんが生きていらして、二村さんが子どもだったとしたら、もうちょっと違う感覚を持って育ったかもしれないですね。

二村　母のような女性は今いっぱいいる。そういう女性たちの子どもが、みんな僕のようになるわけじゃない。

僕の生きづらさは、やっぱりお二人に比べて大したことではないと思えます。子どもの頃はね、僕は生きづらかったです。でも本当に運がよくてね、お金に困らなかったし、特殊だとされる職業に就くことでじぶんの変な性質が上手に使えた。それはたぶん母親もそうだった。当時の女性が要求されることができない人だったにもかかわらず、うまく生きていけた。そういう要領のいいところを僕は受け継いでいる。だから正直、お二人と話してこの本を作る資格があるのかなっていうのはあります。

菊池　二村さんの面白いところって、そうやってじぶんのお家は裕福だった、恵まれていた、しかも今もうまくやってきちゃってるっていうことをおっしゃりながら、哲学を勉強したりだとか、いろんな対話をしたりだとか、生きづらそうなところです。

二村　なんでなんですかね。たしかに僕、こんなにいろいろうまくやれてるのに、いまだに生きづらい感覚ありますね。

菊池　お母さんのことを漫画で描かせていただいたときには、お母さんが勝手に母親らしくできないことに罪悪感を持って接してくるのが嫌だったっていうお話でした。でも今の二村さんも、じぶんがＡＶ監督であること、うまくまわっちゃってることに、罪悪感を持っているように見えます。普通だったら「うまくやっていけてラッキー！」なのに。

二村　ＡＶ監督であることには罪悪感はないんです。ＡＶ業界の構造が抱えている搾取の問題はいろいろとひどいですが、それを改善していくための活動も僕は携わってるし、少なくともじぶんが作っているポルノは世の中にとって悪いものではないという信念もある。ただ、じぶんが薄っぺらい人間で、それなのにインチキして人からモテていることには罪悪感や自己嫌悪はありますね。

横道さんの女性性と似てるケースなのかどうかわかりませんが、僕は母が僕に対して持っていた、感じなくてもいい罪悪感を埋め込まれたんだと思います。あと僕は「僕は罪悪感があります、じぶんが悪いことしてるってわかってます」って口に出して言うことを、仕事やモテでじぶんが有利になるために使っていますね。自己愛性か演技性のパーソナリティ障害傾向があるからそういうことができるんないんじゃないでしょうか。

ただそれと同時に、じっさい罪悪感が心の中でうごめきながら仕事してきたから今までのところ逮捕とかされずに生きてこれたんでしょうし、書いてることがそれほど炎上しなかったり、AV監督なのに女性の味方っぽいことを、これも上っつらでですけど言ったり書いたりするのも罪悪感があるからでしょう。そう考えると、これもちょっとキモいですけど母に守られてるような気もしてきたな。

菊池　横道さんも傍から見たら大学の教授として成功してると思うんですよね。そのあたり、罪悪感とは違うだろうけれど、齟齬《そご》みたいなのはあるんですか？

横道　難しい問題だなあ（笑）。二村さんはよくそういうふうに「じぶんは恵まれてる」っておっしゃってるけど、私の場合はそこまでそう思っていない気がします。一般的に見たら、大学教員の私のほうがもっと恵まれてるように見えるかもしれませんけど。たぶん、私が二村さんみたいにモテる人ではないからでしょうね（笑）。

発達障害者はモテるのか？問題

菊池　女性にモテてしまう罪悪感もありそうですね。発達障害の方ってモテると思うんですが。

横道　もちろん人によりますけど、どちらかというと発達障害者はモテない人が主流です。ただし、こだわりや過集中の力で、突破力が発生することはあります。たとえば、めっちゃファッションに凝ってお洒落になったりとか、相手を口説くスキルを抜群に磨いたりという事例はありますね。ただ、人生の一時期にはよくモテても、持続可能性は小さいと思うんです。定型発達の女性が発達障害の男性と「この人はすごい特殊な人だ」「珍しくて面白い」と思って結婚したら、あとからみんな判で押したように「あのときの判断は間違いやったわ〜」て言ったりとかして（笑）。もちろん、世間的に発達障害者の感じ方や考え方があまり認知されていなくて、パートナーの理解がどうしても足りなくなる、という問題もありますけどね。

菊池　女性はケアすることを求められるし、それに応えてしまうことも多いです。あとは性別問わず、ACはケアをしたがる傾向もありそう。だから一部の発達障害の人が魅力的に見えてしまうのかもしれないです。さっきの私の「発達障害の人ってモテますよね」という発言は、私の思いこみというか、私が惹かれてしまうっていうだけでしたね（笑）。

二村　モテ非モテの問題、愛着の問題、顔や体型ではなく雰囲気としての性的魅力のあるなしは、子どもの頃の親子関係、僕みたいに親の罪悪感から甘やかされすぎたことからも、うっすらと否定され続けたり虐待されたり、性被害を受けた体験からも生じうるけど、生まれつきの発達の凸凹そのものからも生じうると思いますよ。そのいくつかの合わせ技もあるし、菊池さんがおっしゃるように好きになる側となられる側、それぞれの抱えてる問題の組み合わせもあります。

横道 ちなみに、私のことを好きになってくれる女性って、ほぼ確実に「私がお母さんの代わりになってあげるね」という人なんですよ。私は発達障害者だから幼稚に見えやすくて、「まあまあ、かわいい良い子ね〜」ってあやしてあげたくなるのでしょう。年下の人から好きになられる場合でも「私がお母さんよ！」的に寄ってこられることが多いです（笑）。

菊池 ケアしたくなるんでしょうね。

横道 ですが、もちろん私にとっては、まさにそういう「お母さん的」な人がいちばん苦手なんですよね。母とのあいだに葛藤がある以上。

菊池 （笑）そうですよね。

二村 横道さんが、『ムーミン』という有名な童話のシリーズについての評論の書籍『なぜスナフキンは旅をし、ミイは他人を気にせず、ムーミン一家は水辺を好むのか』

（ホーム社、二〇二四年）を出されて、僕もムーミン好きなんでそこに短い原稿を寄せさせてもらったんです。ムーミン谷のキャラクターたちは横道さんから見ると、みんな発達障害っぽく見えるって素敵な本なんですけど。世界中の読者に愛されているスナフキンっていうキャラ、彼が魅力的なのは「成熟した発達障害者」だからだと横道さんは書かれたんですね。でも僕に言わせると、スナフキンは愛着障害なんですよ。演技性ではないだろうけど、モテてる男性に多い回避性の愛着障害者。ムーミントロールはスナフキンが好きなんだけど、スナフキンはすぐ旅に出ちゃって、ムーミントロールはものわかりのいいことは言うけれどスナフキンへの思いがますますつのる。原作者トーベ・ヤンソン（女性）の現実の恋愛をなぞっているとのことなんですけど、スナフキンのモデルになった男性と、ムーミンの作者は不倫してたんですね。

菊池さんもこのパートの最初で、あまりタイプのよろしくない男性といろいろあったとおっしゃっていましたけど、モテる男はアタッチメントとデタッチメントを繰り返すことで、女性（または「女性的」な心を持つ同性愛男性）の心の中に、親から傷つけられたさみしさと似た感覚を引き起こすのでしょう。僕はそういうことをさんざんやってきました。

発達障害者がモテるのかどうかって話ですけど、男性でも女性でも、相手にとって魅力的な会話だったり魅力的なセックスだったりを提供できるっていうのは、本人も疑わず、相手にも疑わさせずに相手の心の穴に入っていけちゃうってことです。解剖学的テクニック（性器の気持ちいい触り方とか）あるいは恋愛心理のセオリーというかパターンは知っているに越したことはないですけど、技術を適切に扱えるかどうかにはそもそもお互いの心の穴が似ているかどうかを見きわめる力が関係しているのであって、それは実は、ある種の発達障害者が得意なことなんじゃないですか。

発達障害者だから人の心がわからない、人の気持ちがわからないなんて言われますけど、これも実は社会的な文脈で「わからない」、ほどよい適切なふるまいがわからないのであって、逆に、ほどよくないくらい徹底的に相手が求めているところにダイブできちゃったりして、ある種の発達障害者が愛着関係ないしはセックスにおいて強烈な力を発揮することはありうると思います。つまり一口に発達障害者といっても、いろんな人がいる。

横道　そう思います。好きになった相手のマニアになっちゃうんですよね。その方向に自閉スペクトラム症的こだわりを全振りするって事例は大いにあると思います。それでもたぶん破綻しやすいですけどね。相手に夢中になりすぎて、たとえばストーカーっぽくなるとか、スマートフォンの画面を勝手に見るとか、そういうトラブルは起きやすい気がします。

二村　ストーカーになりやすいのは、ほどほどということがわからない発達傾向もあるでしょうが、回避型ではなく不安型の愛着障害傾向、自他境界を見失いがちなパーソナリティ障害傾向、いわゆるメンヘラで、もちろん女性だけとは限らないです。

そして愛着障害の人をよく見てる人みんな言いますけど、回避型と不安型は簡単にひっくり返る。ある人に対してすごく回避的で、心をピンポンダッシュするみたいなことを繰り返してた人が、別の人に対してはべったり依存してるってことがある。ある人に回避的に冷たく接していたのに、その人に「もういい、疲れた……」って思われてフラれた途端に不安にかられて、逆転して執着しだす人も多いです。そういうのも幼少期の傷つき方の問題と、なんらかの脳神経の発達の仕方の問題の、二つの合わせ技なのかもしれません。

じぶんを好きな人って、そんなにいるの？

横道　二村さんが以前から言ってることが、一つの正解だと思うんです。じぶんのことを本当の意味で好きになったら、だいたい治るというテーゼ。心に穴があいたのは親などとの関係がきっかけかもしれませんが、あいたままになっているのは、じぶんのことが嫌いだからでしょう。

もちろん人間って自己愛が基本的にあるもんですから、本当はじぶんのことを愛したいんだけど、いろんな事情からじぶんを愛せない。私の場合だったら、外見が気に入らないとか、コミュ障なところが気持ち悪いとか、じぶんのいろんな欠点が気になってきて、やっぱり全面的に愛せるわけではない。自己否定の感覚がどかっとある。外見に関して父親から言われたことも心の傷になっていたりして。

二村　健康なパートナーシップを築くのは、自罰的でもエゴイスティックでもない、ほどよい自己愛からってことか……。

菊池　じぶんを好きな人って、そんなにいっぱいいるのかな?

横道　多くの健康な人は、じぶんを好きかどうかも考えないくらい、じぶんのことをなんとなく好きなんじゃないでしょうか。世の中には、もっと大事な問題があるでしょ、と思っていたり。ときどき自己嫌悪に陥っても、良好な人間関係に恵まれているから、わりとすぐに回復できる。でも愛着に問題のある人は、なんとなくじぶんが嫌いで、じぶんを好きになりたいと足掻《あが》いている。世の中でいちばんの大問題だと思ってしまう。

そして自己嫌悪に陥ったら、地獄の炎で焼かれてしまう。得てして人間関係も薄弱だから、その点でも救われない。

菊池　へー、健康な人ってそうなんだ！　なんかすごいな。私たちは、じぶんを好きになることがあるんでしょうか？　ならなきゃいけないんですかね？

横道　「じぶん大好き♡」と感じる瞬間なら、やっぱあるとは思うんですけどね。たとえば、なにかを努力して達成したときとか。「じぶんが出した本は支持されている！」と実感したり、「今回はかなり売れた！」という報告をもらったりする瞬間も。

菊池　でもそれ、外からの評価じゃないですか？

横道　そうなんですよね。心に穴があいていると、そういう幸せな自己肯定の瞬間が、焼石に水ということなんですよね。

菊池　その瞬間はやった！って思うんですけどね。そうそう、横道さんは今でも「地獄行きのタイムマシン」に乗りますか？

横道　はい。よく乗ってますよ、しょっちゅうです。

菊池　いろんな自助グループをやったりしてもですか？

横道　うん。ただ、やっぱり昔よりはよっぽど安定してます。一日中それで苦しんだりとかということは、なくなりました。

菊池　ただ、ふわっと戻されてしまうことがあるっていうことですか？

横道　はい。それで、毎日ちょっとつらいくらいだったらね、いろんな人に持病があったりするのと同じで、健康のうちかなと思っていますけどね。

Part 4
創作の中で表れる問題

逆張りのアダルトビデオ

二村 僕がどんなアダルトビデオを作ってきたかの説明をしますね。ポルノに抵抗ある読者の方は読み飛ばしてください。他の本でも多少書いた話でもあるので、もう聞き飽きたという人も飛ばしてください。

セックスがしたくてAV男優になったので、監督になってからも最初は、僕自身が欲求不満の真面目な女性（という設定の女優さん）を口説いて、よろめかせて関係に及ぶという内容のものを撮っていました。やがて痴女もの（女性が男性を犯す、女性主導でセックスをする）をドラマ設定で、それからレズビアンものをドキュメンタリーで撮り始めます。

ドキュメンタリーといっても映画じゃないので、本当のレズビアン女性の生活や性生活に長期間密着するわけではなく、台本なしのセックスを撮影して出演者の感情の動きにフォーカスを当てるということです（現在は法律の関係で台本のないAVは制作しづらくなっていますが）。AVは一日か二日で撮らなければならないし、多くの女優さんは異性愛者ですが、撮影での同性とのセックスには抵抗がない（それまで機会がなかっただけで、AV女優になってじぶんにバイセクシャル傾向があることがわかった）とか、撮影でだったらやってみたいという女優さんも多い。二人は撮影の日が初対面で、一人は有名女優さんでもう一人は同性愛の撮影は初めてというペアとか、プライベートでも仲がいい（でも、その人とは同性愛行為はしたことがない）ペアとかをキャスティングして、照れとか羞恥心とか女性の他の女体への憧れを煽《あお》って撮っていました。たんに女性と女性がお仕事でセックスするだけのAVはエロくないと思ったので、ドラマ形式で撮るときも、今でいう「百合もの」のような設定を考えました。そのほうが女優さんもノッてくれたんです。

僕が撮った痴女ものとレズビアンものは非常に売れました。いい女優さんとも巡り会えたんですね。二〇〇〇年から〇五年頃にかけてです。濃厚なキスを長時間するとか、痴女ものでは女性が意中の男性の乳首をねちっこく舐《な》めるとか、それで男が感じてしまって声を出して女が興奮するとか、豪快な騎乗位セックスとかを、ディティールに凝ってしつこく撮りました。僕より前の痴女ものは風俗店での女性主導のプレイを再現したものや、ドラマでも未亡人が青年の童貞を奪うといった定番で定型のものが主だったんです。僕は撮影前に女優さんと面談して、本人がどんなシチュエーションに興奮するか、どんな男性をどんなふうに犯したいか、男性に恨みやコンプレックスはないか、いろいろ聞き取ってから台本を書きました。

　女優さんを欲望の対象にするというより、男優ではなく女優に感情移入して「女の欲望」を撮りたかったんだ、なんて言うとまたかっこよすぎますし、マジョリティ男性向けポルノですから、もちろん女優さんの肉体がこっちの欲望の対象ではあるんですけど、その肉体の持ち主である女優さんにこっちが欲望されることを欲望したんです。それはレズビアンものの撮影のときも同じです。女と女のセックスを傍観するというより、観ている人が（つまり、まずは監督が）どちらかの女優に感情移入して、女になったような気持ちで女を欲望したり、女から欲望されたりする。

　僕自身が出演してセックスをする作品も撮り続けていました。これもベテランの女優さんとウブな女優さんにホテルに来てもらって、ベテランと僕の行為を見せつけて興奮させてからウブな子を二人がかりで料理するとかね。でも最終的に女性二人が仲良くなっちゃう、みたいなオチをつける。

　それから複数の痴女が一人の男をかわいがるAV、ハーレムものと呼ばれてますけど、これを日本で最初に撮ったのは僕だと思います。ハーレムというと男性の王様が複数の妻や女奴隷とセックスし放題というのを今のアダルト向けゲームの広告でよく目にしますが、僕の作品では、あくまでも女性が主導権を持っていて、セックスしか取り柄がないような男を仲良く共有して女たちが支配するんです。

パート1で母親のことを話しましたが、男性が翻弄されるセックスを女優さんにやってもらうのは、母が男を圧倒するような女だったことの投影でしょうね。うちには住み込みのお手伝いさんや女性看護師さんたちがいて、前述の銀座の元ママさん（なんとなく、うちでは母の妻のような立ち位置でした）や元芸妓のお婆さん（母の母親代わりでした）もいて、思えば全員独身だったり結婚に失敗してたり、産んだお子さんを亡くされたりした人たちばかりだったのですが、血縁ではない多数の女性たちと家父長である僕の母という構成の擬似家族で育ったのが僕のハーレムものの発想の元でしょう。

それと子どもの頃に読んだ漫画の影響もあります。永井豪の『キューティ・ハニー』（一九七三〜一九七四年）という漫画は、女の子が変身して戦うんですけど、敵の悪の組織の怪人も全員女性というレズビアン的にエロチックな世界観で、これを読んで小学生の僕はオナニーしていました。それから、ロリコン文化を生んだ人の一人だって評価をされちゃってて、ご本人がアルコール依存症で失踪・蒸発癖があったことを綴ったエッセイ漫画でも有名な方ですが、吾妻ひでお。この人がロリコン漫画だけじゃなく、セックスが破天荒すぎて宇宙規模で淫乱な（笑）大人の美女を主人公にした『やけくそ天使』（一九七五〜一九八〇年）というギャグ漫画を描いていて。これ、たんに美女が男より強いとか、美女が淫乱だってことだけじゃなくて、この作品では女主人公が中身は男というか、作者本人なんですよね。少なくとも僕にはそう読めた。助平な男である作者が肉体と外見が無敵の美女だったら、どんな馬鹿げたセックスをするのか。僕のAVもその影響を受けていて、女優さんの体を借りて「もし、じぶんが奔放な美女だったら、やってみるだろうセックス」を撮影していた。僕には相手を性的に支配したいというサディズムと、性的にかわいがられたいというマゾヒズム未満の欲望が両方、濃厚にあります。じぶん自身が美女になって、ダメ男であるじぶん自身とセックスしたいのかもしれない。男根だけを賞賛してほしいという、めっちゃマッチョな欲望もあります。

そういうのってじぶんの所与の身体・性別が肯定しにくい感覚ともつながっているのかな。今はインターネット上のバーチャル・リアリティの世界で美少女のアバターで活動する一般男性、現実でも女装をする男性が増え始めてます。ジェンダー、なんて難しい言葉はポルノ業界では使いませんが、僕の撮るAVでは、男性はこういうセックスをするもので、女性とはこういうセックスをするものという定型の逆をやる、それがエロい、みたいなことを時代をまあまあ先取りしてやってました。

それを続けていたら一つのオルタナティブなスタンダードになってしまって他の監督も同じようなことをやりだしたんで、そうすると僕は飽きちゃうんです。それで、どんどんマニアックな演出に先鋭化していって、女優さんにフェイクのペニスをつけてもらってマゾ男性のお尻を掘ったり、女優さんを男装させて美少年に扮してもらったり。それで今は、応募してきた男性に女装させて有名なAV男優とセックスしてもらって。

菊池　男性をAV女優にしちゃうシリーズって、まだやってるんですか。

二村　今はほぼそれしかやってないです。「美少年出版社」というじぶんのAVメーカーを持っているので。去年は一本だけ大手メーカーで女性の女優さんの痴女ものを、すごく久しぶりに撮らせてもらいました。

菊池　そうでしたか。

二村　急にAV解説コーナーが始まって読んでおられる方はなんだろうと思われたと思うんですが、僕はAV監督になれて本当に良かったと思っているんですよ。僕の個人的な性癖（発達障害性にも愛着障害にも由来してるって気がします）で作ったAVが売れたことで、なんだ、みんなもそういう欲望を持ってたんじゃないかって思えたし、少なくとも日本のポルノでは定型から外れた性行為の多様化を進められたし、世の中の現実のセックスに影響を与えることも多少できたかもしれない。そのことに自己有効感を感じています。逆にAV監督になっておらず真っ当な職に就いていたらダメ人間だっただろうと思う。性犯罪者になっていたおそれもあります。

解離と創作の関係

二村　菊池さんは漫画家以外の人生っていうか、会社勤めしてたり専業主婦になってたりするじぶんって想像できます？

菊池　まず怒られそうな理由ですが、朝は絶対に起きられないので、会社勤めができないんですよ。だから家でやる仕事しかできないんです……。

漫画家になったのは、自己紹介でお話したように成り行きです。もちろん漫画を描くのは趣味ではありましたが、仕事にしようとは思っていませんでした。デビュー後にまったく売れなかったことも、お話しました。だけどお調子者なので、編集さんとは仲良くなれたんですよね。漫画は載らないけど、編集さんとはよく遊んでるみたいな状態がしばらく続いていました。その後、たしか27歳のときに「女性誌でルポもの描いてみない？」って誘ってもらえて。こっちは仕事がないので、やります、何でもやりますって感じで始めた連載が、ちょっとウケました。普通の漫画家ならやらないようなことをしたり、変な場所に行ったり、ちょっと前のYouTuberみたいな感じで新鮮だったのかもしれません。少女漫画とはだいぶ毛色の違う方向に行きましたが、楽しかったし、まあいいかなんて思っていました。

でも実はノートに鉛筆で漫画を描いていた子どもの頃から、漫画雑誌の柱の「先生の近況コーナー」みたいなのを一人で書いてたんですよ、私。自己顕示欲が旺盛なんですね、きっと……。だからフィクションではなく、いつかはノンフィクションに行く運命だったのかもしれません。それに、いずれ母のことを描きたいと思っていました。大学の卒論だけでは足りなかったんです。母のことを考えるって、つまりはじぶんの人生を考えるってことです。こんな人間はやっぱり、漫画家になるしかないんでしょうね。

初めての連載のあと、だんだん他社でもルポものを描かせてもらえるようになって、単行本も出してもらえました。このあたりからちょっと忙しくなって、一人で食べていけるくらいには稼げるようになりました。二村さんのAV撮影現場を取材させてもらったのも、こういう仕事の中で、でした。

二村　あのときは別のペンネームを使われてましたよね。ある現場に飛び込んでいって、そこで見聞したことを描くスタイルの漫画を描いておられたから、子どもの頃のつらかった経験も描けた、みたいな関係ってありますか？

菊池　技術的なものは、積み重ねがあったから描けたんですが、ペンネームの私は、私をデフォルメしたキャラクターであって、私ではないんですよね。リアクション芸みたいな漫画なわけですよ。だからなんだろうな、あの名前では、今の菊池の漫画は描けなかったんじゃないかな。菊池の漫画ももちろん、私と完全一致ではないけれど、嘘はついていないというか、普段は見せていない部分をあえて描いているような感じです。

とはいえ最初は、ペンネームのままで描くつもりでいたんですよ。でも担当さんが急に「本名で描かない？」って言ってきて。もちろん販売上の問題もあったと思うんです。ペンネームだと取次や書店さんが「この作家はこれくらいしか売れないから、あんまり多く扱いません」みたいにされることがあるようで。

二村　色がついちゃってるってことですか？

菊池　まあそのへんは、ハッキリとはわからないんですけどね。

本名で出すことには抵抗もあったんですが、信頼している担当さんだったので、この人が言うならいいか、と思いまして。できる編集さんだし、ペンネームのままで描いたら、私は向き合わなきゃいけないことから逃げそうだと見抜いたのかもしれません。母のことを描きたいと思い続けながらも、つらいから後回しにしてきたわけですしね。このときは、母だけじゃなくて、父も私の生きづらさに影響しているぞって気づいたばかりの頃でもあったし、本名にして覚悟が決まった部分は大きいと思います。

二村　ご自身の切実なことを真面目に描くにせよ、じぶんをキャラクターとして登場させて突撃した先のことを面白おかしく描くにせよ、じぶんをどこか切り離して少し遠いところから眺めて描写するテクニックは、横道さんの言う解離っていうことに近いのかなって思いました。ペンネームで描かれる漫画にも、菊池さん名義の漫画にも、同じようなタッチを僕は感じます。

菊池　ああ、それは私、子どもの頃からそうなんですよ。解離だったのかもしれないですね。じぶんの身体から抜け出して、じぶんを俯瞰で見るような感覚は、ずっとありました。それが漫画を描くうえで役に立っているというのもあると思います。自然に俯瞰状態になっていたんですが、漫画家になってからは、あえて上から見てみようと、じぶんを分離させるようなこともしていますね。

それから、今こうやってお二人と話しているけれど、同時にこの現実をコマ割りしてもいます。漫画にするんだったら、二村さんのセリフはここ使って、横道さんはここみたいに。現実から数秒遅れでコマを割っています。このちょっと現実味が薄くなる感じも、解離っぽいかも。これ、他の漫画家さんもやるのかなあ？

二村　映像演出の話ですけど、最近ちゃんとした映画でも、一連のやりとりの演技でカットが変わると登場人物がカメラ目線になったりする（マーベル映画『デッドプール』

（二〇一六年）のような観客に話しかける演出ではなく、あるカットだけカメラが一方の人物の主観になる）もの、わりとありますよね。エモい恋愛映画や観客の感情を揺らしたいホラー映画だけじゃなく、最近はシリアスな文芸映画でも使う監督がいる。近年あれが増えたのは、小さいカメラでもきれいな画が撮れるようになったとか、もちろんミュージックビデオの影響もあると思うんですけど、ポルノ映像の撮り方の影響もあると思います。

僕のAVだったら、客観的な画のときは監督の僕が女優さんに憑依《ひょうい》してるって話しましたけど、フェラチオを両者が映っている客観でしばらく見せたら、カットを変えて女優さんがカメラ目線で口淫してる顔のアップに、つまり男優の目に見えている主観に突然なる。観ている人と女優の目と目が合う。そうすると、それまで遠くから傍観しながらオナニーしてた人はその瞬間、じぶんが男優になったような感覚になります。AVは観てる人を没入させてなんぼですから、バーチャル・リアリティ（VR）が導入されるはるかに前からずっとそういう工夫をしていた。VRだと最初から延々と主観映像なわけですが、むしろ僕はこの「切り替え」が興奮において重要だと思うんです。それまで解離していて安全な距離にいたものが、突然なまなましくなる。

そもそも映画というものが解離的なものだし、カット割りというのも現実の人間の視線にはありえないことだし、それによる映像没入感、登場人物への感情移入というのも脳神経の働きの話と、わかんないですけど関係あるんでしょうね。

横道　解離と創作の関係って、探れば探るほど、いろいろ出てくるんですね。これまで世の中でほとんど語られてこなかった話題なので、とても興味深いです。

パソコンに向かって、一秒後には没入状態

二村　横道誠という人を知って、筒井康隆の小説やムーミン・シリーズ、映画だとデヴィッド・リンチがお好きということや、ご本業ではドイツ文学者としてグリム童話やグリム兄弟の研究もされておられることを知って、僕は親近感と嬉しさを感じたんですよ。演劇をやっていたときにグリム童話を元にした脚本を書いて上演したことがあって。グリム兄弟が昔話を収集する人ではなくて実は妖怪ハンターみたいなことをしていて、兄と弟でドイツの森を旅してグリム童話に出てくるようないろんな化け物と実際に出会っていくって話を、テリー・ギリアム監督の『ブラザーズ・グリム』（二〇〇五年）より先にやってたっていうのが自慢なんですけど。グリム童話のような、フォークロアっていうんですか、あのユーモラスだけど薄暗い気持ち悪さって、きっと当時のヨーロッパの

人たちが隠蔽していたものですよね。性的な隠喩もいっぱいあるし。ムーミンもそうで、日本だとかわいらしいキャラクターばかりがビジネスになってるけど、原作を読むと結構どぎついグロテスクさがある。他にも僕は、水木しげるとか杉浦日向子の化け物の漫画、山田風太郎の忍法小説もすごく好きなんです。

そういうのって、ポルノの仕事と一見関係ないようで、僕の中ではすごくあるんです。やっぱりセックスって気持ち悪いものじゃないですか。冷静になってみたらバカバカしい体位で恥ずかしいことをやってるし。普通の人間だったら隠すことでしょう。嫌悪感を持つ人もいる。僕自身は映像をグロテスクなほうには振らないようにしていて、ノーマルではないとされているセックスをなるべく美しく撮りたいんですが、でも、やってることが人間と人間のセックスである以上、どっかにダークな要素とバカバカしい要素も入れたい。じぶんは気持ち悪い存在だって思いも、やっぱり頭から離れないし。そういう、世の中から隠されてることや、キモいものに惹かれるみたいなのも発達の特性なんでしょうか。

横道　以前、二村さんがホラーに対する嗜好のこともおっしゃっていましたね。それから今、『妖怪ハンター』（一九七四年）っていう諸星大二郎の漫画の話も出てきました。私はものすごい怪奇漫画マニアで、なかなかレベルの高いコレクションの所有者なんですよ。一冊何十万円の漫画とかをわりと持っているんですね。ところが、漫画だったらどんだけ残虐な表現でも耐えられるんだけど、映像で観ると怖いからホラー映画はあんまし観れないっていうふうな、中途半端で残念なホラーファンの時代が長かったんです。ごく最近、いつのまにかホラー映画も得意になっていることに気がついたのですが。

過去がトラウマにまみれていると、明るい幸せな世界観に接したとき、むしゃくしゃしてしまうんです。じぶんが否定されている感じを覚える。子どもの頃に『妖怪人間ベム』（一九六八〜一九六九年）の再放送をやっていて、主題歌で「早く人間になりたい！」と叫んでいた。その気持ちがすごくわかると思いながら、観ていました。この前、ADHDをカミングアウトしている作家の柴崎友香さんと対談したときに、柴崎さんが突然『妖怪人間ベム』の話を始めたので、私は驚いて「今それに関する記憶を、某社から出そうとしている本のあとがきに書いてるんですよ！」って口走って、意気投合しました（その本とは、2024年に亜紀書房から出た『「心のない人」は、どうやって人の心を理解しているか――自閉スペクトラム症者の生活史』です）。

お二人の話を聞いていて思ったことで、私自身は、いわゆる創作者ではないんですけど、本を書くうえで、創作的なテクニック自体はいっぱい使ってるんですね。物語形式にするとか、じぶんでイラストを描いてみたりとか、いろんな仕掛けをしています。それで、いつも私が考えてるのは、じぶんが好きなポップソングとか漫画とかがたくさんあるので、それらを霊感源にするということです。一種の代償行為として執筆をしているわけです。

これは村上春樹のやり方にヒントを得たものです。村上は楽器がある程度弾ける人だそうです。ピアノとかフルートとかを習っていた。ところが、やはりプロ級の腕前ではなく、だからこそ小説を書いてると言うんです。書くことによって、文章で音楽を奏でる。これ、私にはすごくわかる話です。私も本当は漫画家になりたかったり、あるいはクラブのＤＪをやったりしてみたいんですけど、そういう方向での才能がないから、代わりに本を書いているところがある。「なんだ、代償行為か」とがっかりする人がいるかもしれませんが、私は代償行為によって生みだされた作品は面白いことが多いと思います。「小説を描こうとして小説を書いている」多くの作家より、「音楽を奏でたくて小説を書いている」村上の作品のほうが、面白いことが多いように。

で、私の創作のモデルが漫画とかポップソングなのは、「かわいらしさ」が鍵なんですね。たとえばカラオケに行って、昭和の女性アイドルの歌を歌ったりとかっていうことも可能なわけだし、漫画風の美少女キャラを書いたりもできる。ですから、私の執筆活動は、その意味でもセックスの問題に無関係ではないと思います。じぶんを「女性化させたい」、あるいは男性性と女性性を融合させて、ユニセックスというか、ジェンダーニュートラルな実存を確保したい。そういうあり方にすがすがしい透明感を覚えてしまうんです。

　菊池さんや二村さんが言っていた解離の話題についてですが、解離はとても幅広い現象のようです。心と体が分離するような現象。蒸発する、つまり突然失踪するとか、記憶喪失になるとか、あるいは多重人格になるとか。もっと典型的には、じぶんの後ろにもう一人のじぶんが立っている感覚があるとかですね。私には、そのもう一人のじぶんがいつもじぶんを見ているという感じ、くっきりとあります。ですから、菊池さんがさつきおっしゃっていたようなじぶんを俯瞰する感覚に関しても、よくわかります。その感覚はいつも私が書くものに浸透しているとも思う。ですから菊池さんの漫画を読んで、じぶんのフィーリングに近いなって感じるんです。

菊池　上から見てる人の視点が同じなんですね。

横道　ええ。あとは、先にも話した「ゾーン」に入ることが非常に簡単という体質も関係があるかな。F1レーサーが走っていると、突然「神の領域」に入った気がしたとか、マラソンをしていて、ランナーズハイが起こったとかいうのを「ゾーン」って呼びますよね。それも自閉スペクトラム症のこだわりとか、ADHDの過集中とか、依存症の覚醒感や酩酊感とどう関係しているのかよくわからないんですけど、とりあえず解離は無関係ではないかなって思います。人の心と体が簡単に分離するというか、心ここにあらずになってるとか、じぶんの感覚が、体が透明化してるような気分になったりするっていうのがあるから、すぐに特定の対象に没頭できるのかなと思っています。もちろん、私の執筆量の多さもその没入感が肝なわけです。

菊池　それ、没頭しようとしてするんですか。それとも知らず知らずのうちに没入してるんですか？

横道　たとえば朝起きて、薬を服用して、顔を洗って、シャワーを浴びて、食事を取って、コーヒーを飲んだあとに、さっとパソコンに向かって原稿を描きはじめます。そしたら一秒後には没入状態に入っています。

菊池　おー、それはすごくうらやましいですね！

横道　で、書いていると一時間とか一時間半で疲れてきます。そしたら今度は別の作業をしていく。お二人は創作者だから私以上によくわかると思うんですけど、漫画でも、映像の編集でも一日のうちに無限にできるわけじゃないじゃないですか。ある程度やったら、心の限界ゲージみたいなものが、いっぱいいっぱいになりますよね。私の場合はそうなったら、別の作業をしながら、そのゲージの目盛りが下がって回復するまで待つって感じですね。そして、ふたたびバリバリ書いていく。

菊池　漫画の中にネームっていう、物語の展開、セリフ、コマ割りなんかを考える、下描きの前の段階の作業があって、それを編集さんに見せてＯＫが出たら作画に入れるんですが、私はこのネームが肝だと思っているんです。私はあんまり絵が得意ではないので、ネーム勝負の人間だと思っていて。だけどこの作業が、めちゃくちゃつらいんですよ。何も思いつかない、どうしよう、って。集中すればできるような気がするけど集中できず、白紙のまま時間だけがどんどん過ぎていく。でも反面、作画に入ったらすごく集中できて、それこそご飯も食べない、寝ないで、ずっと描いてるんですよ。これはちょっとゾーンに近い状態なのかもしれない。いや、他のことが面倒くさくなってるだけなのかな……？　うーん、とにかくやっぱり、ネームのときにゾーンに入りたい！

二村　僕もそうで、文章を書く仕事していると、立ち上がりが非常に遅いんです。文章の骨子というか構成をまとめることができなくて、そこに時間がかかるし苦痛なんです。ところが、ある程度書けたら急にナルシシズムが発動して、うわー俺の文章すばらしいわ、って延々とね、ずっと推敲してるんですよ。そうするとゾーンに入ってるのかもしれない。推敲しすぎてなかなか手離れしないから、それも結局時間がかかるんだけど、それは苦じゃない。そこは菊池さんと似てるかもしれません。横道さんみたいに最初の立ち上がりのスイッチが入るのが早くて、最初から過集中が生じるというのは本当にうらやましいですね。立ち上がりと言っても、おちんちんの勃ち上がりのことではないですよ。

菊池　誰も言ってないですよ！

人間のダメさみたいなものを…

二村　こうして話していても僕の話はあっちこっち散らかるんですけど（笑）、一人でいるときはもっと思考が散らかって、まったくまとまらない。AVの撮影も始めるまでは気が重いんだけど、スタジオに着くと女優さんと男優さんがいてくれるんでスイッチ入って、人のセックスに指示を出しながらオナニーを始めて過集中になる。

オナニー依存だけじゃなく、スタジオの中とはいえ露出症の気もあるのかもしれない。さっきみたいに文脈をわざと無視して下ネタを言うのも、僕を知ってる人は「二村ヒトシはそういう人だ」って思ってるだろうし、じぶんでは面白いつもりで言ってるんですけど、これも軽度の汚言症なんでしょうね。重症の汚言症の人は、言っては絶対いけない場面でそうした言葉が強迫的に、チック的に出てしまうわけで、それに苦しんでおられる方と一緒にするのは本当に申し訳ないですけど。僕の場合は、かろうじて許してもらえたり笑ってもらえる範囲や立場を計算して、というか周囲に甘えて、猥褻な発言や仕事中の性器露出を楽しませてもらって、そのおかげで強迫神経症にならずにすんでるのかもしれない。わざと人を傷つけるような差別的なことをＳＮＳに書かずにはいられない暴言症みたいな人も、じぶんの病的な暴言症（？）を商売に使ってる差別的な政治家や文化人もいますよね。

横道　二村さんの話をお聞きしていて、言い忘れていたことがありました。二村さんのタブーのなさに、永井豪や吾妻ひでおが関係しているという話がありましたよね。それにハッとしました。私も彼らの大ファンなんです。私が子どもの頃、一九八〇年代だったので、『週刊少年ジャンプ』が全盛期の時代なので、私も当初は『キン肉マン』とか『聖闘士星矢』とか、じぶんの世代にとって人気がある漫画を好んでいたんですけど、手塚治虫が亡くなって、文庫なんかで昔の漫画がどんどん復刊されていったので、それでトキワ荘系の作家に目覚めて、そのチルドレンたち、つまり永井や吾妻の漫画も含めて大量に読むようになりました。最終的には少女漫画マニアと怪奇漫画マニアになっていったんですけど、永井や吾妻ひでおのどこに惹かれたのかというと、一つは二村さんもおっしゃっていたエロティシズムで、もう一つは世界観がなんとなくユニセックスなんですよね。手塚系の流れを汲んでるから、自然とそうなったというか、あるいはそういう世界観が好きだから手塚系の作家として自己形成をしたんでしょうけれども。

それから、私がどうしてレトロ趣味の方向に進んでいったのかっていう理由が、じぶんでも長年よくわからなかったんですよ。でも今日、二村さんのお話を聞いていて、「わかった！」と思いました。つまり、タブーのなさなんですね。手塚系統の漫画では、ぐにゃぐにゃに、ぐにゃぐにゃ、体がメタモルフォーゼしたりという描写も多いし、手塚って一方ではヒューマニスティックな良識派なんだけど、一方ではなんでもかんでも漫画にしてしまう、というアナーキズム的前衛性がある。

私は、じぶん自身がタブーだらけの世界で生きてきたから、そこからの脱出口を求めていたんだと思うんです。家ではカルト宗教の教育を受けていて、あれはダメ、これはダメっていうのがたくさんありましたし、学校に行くと、発達障害があるから、いろんなところで仲間外れにあったり、いじめにあったり、叱られたり、非難されたりということが人一倍多かった。それで私は窒息してしまい、漫画による救済を求めた。

じぶんと同時代の漫画よりも昔の作品のほうが好きになっていったのは、漫画って規制がどんどん強くなっていったわけじゃないですか。そのことに気づいてから、私は同時代の漫画にほとんど興味を持てなくなってしまった。なんでかっていうと、昔の漫画のほうがよっぽど、なんでもかんでもやりたい放題なんで、笑っちゃうんですよね。だからそういう時代の作品を読んだあとに、最新の漫画を読むと、技術的には比較にならないくらい向上しているんだけど、「想像の範囲内でつまんないなあ」と思ってしまうんです。

菊池　私は漫画家なのに、全然漫画を読んでないんですよね……。小説は好きで読んでいて、とくに太宰が好きでした。でも父がアルコール依存症ってわかった途端に、太宰が読めなくなったんです。お前も依存症じゃないか、酒ばっかり飲んで、妻にもひどいことして最低だ！って。だけどしばらくしたら、やっぱいいじゃないか、って戻ったんですよ。このろくでなし、愛おしいわーみたいな。

だからすっごく難しいし、何でもかんでもに規制が入っているとも思わないけれど、人間のダメさみたいなものを絶対描いちゃいけないっていうふうには、したくないですね。ダメな部分とか、曖昧な部分とか、うまくいかない部分っていうのに、私は人間性を感じます。じぶんもダメな人間だから、共感できるのかもしれません。太宰の情けない部分は、父にも似ているから惹かれるんだろうし。たびたび名前の出ている筒井康隆も好きなんですが、彼も今ならアウトな作品がたくさんありますよね。でも、私はあのシックユーモアも好きです。

それで、今日お話をするべきかどうか迷っていたんですが、今、新連載の準備をしています。その内容が、実は私、性被害を受けたことがあって、そのことを描くんです。被害の話、二村さんにはちょっと話したことがありましたかね……?

それでなんていうのか、これから勉強をしていく段階ではあるし、慎重に扱わなくてはいけないのですが、やっぱり健全な性(生)しか表現しちゃいけない世の中になると、それも不健全じゃないかなとも感じるんですよ。性って別にセックスだけじゃなくて、生きるということも含めて、です。

あー、何が言いたいのかわからなくなってしまいましたが、このダメさを愛するみたいな感覚って、じぶんの生い立ちにも関係しているのかもしれないと思った部分です。

二村 菊池さんが太宰を読めなかった時期は、それを読むとまだ傷口が開く時期だったわけですよね。性表現や不謹慎表現が規制あるいは自主規制あるいはキャンセルされていくのも、あれは未成年への配慮なんかじゃなくて、大人たちの無意識のトラウマが疼《うず》いてる時代だからなんだという話を、千葉雅也さんと柴田英里さんとの鼎談で作った『欲望会議』(KADOKAWA、二〇一八年)という本でしたのを思い出しました。

怖いのは、救われて矛盾がなくなった人

二村　今回お二人とお話ししていて、僕自身の仕事での性表現や不謹慎表現や不謹慎行為が自己のコーピングになっている可能性に気づけました。

お二人それぞれのお母さんの話を聞いて、没入的な信仰も一つのコーピングであり、家族を傷つける依存症にもなってしまうことがありうるのもわかりました。お二人の具体的なつらい体験をうかがう前から、僕はあらゆる権威的な宗教が嫌いでしたし（母の信心を継がなかったのはADHD性が発動したからかもしれませんが）、もっと言うとネトウヨも変なリベラルも嫌いなんです。どちらもじぶんたちが正しいと思いこんでいるように感じるし、政治的立場は真逆なのに僕の目には両者はよく似てるように映る。悲しくなってきちゃうんですよ。こういうことを言ったら本当はよくないんだけど、極端に自己防衛的で攻撃的になっている人たち、良いことをしているつもりでも結果的に社会の分断を強化してしまってる人たちに、僕は彼らの心の穴を、はっきり言うと深い傷つきの再演と発達障害性を見てしまうからです。もちろんこれは僕の投影であって、本当にそう

かどうかはわかりません。
そのコーピングや依存症としての政治活動や信心や妄想的言動や陰謀論支持などを、せざるをえない人・しないではいられない人々から搾取している上の連中、それを商売にしてる連中がいるわけですよね。またカルト宗教だけじゃなく、キリスト教の正統な教会では年少者への性加害がずっと行われてきた。伝統仏教のお寺でも得度されて尼になられた女性に、高僧がセックスを強要していたことが告発されました。性加害やパワハラは告発できるようになってきたけど、経済的な搾取や搾取的な恋愛、行きすぎた推し活などで人生そのものを搾取されてることが、宗教じゃなくても政治論壇でもカルチャーでもビジネスでも、どんな世界でもあるんでしょう。僕は、なんにせよ権威的であることは何かを隠しているんだろうし、それは不幸なことだなあと感じてしまうんです。もちろんポルノ嫌悪派の人たちからすると二村はポルノ制作者なんだから、お前こそが搾取してる側だと言われるでしょう。

横道　私も「宗教2世」としての体験上、「狂信」ということに非常に警戒が強いですし、西洋の思想や文学を専門にして、いちばん感銘を受けたのが宗教戦争を背景として「寛容の精神」が生まれてきたという歴史的展開なので、二村さんの気持ちはかなり理解できると思います。

二村　ありがとうございます。一方で、お二人の前で言うのもなんですけど、問題は信心の仕方や搾取の構造であって、宗教や思想そのものではないって気もする。パート2でお話した信仰があった知人たちに今では「違う」と言い切れない感じがあります。疑いがない信仰を持つと、きっと集中力は増すんでしょうね。そう思えて、いつも気が散っている僕はそれがうらやましいのかな。じぶん以外の何かを強固に信じるっていうのはどういうことなんだろう。拝んでいるときはじぶんというものがなくなって、ゾーンに入って、さみしさや劣等感がなくなるんだろうか。何も信じられるものがない、どんな正義も信じられない俺なんかはどうしたらいいんだ、みたいな。

横道　もちろん、私もその意見には同意します。ところで二村さんは愛好するAVのモティーフ、テーマなどにのめり込んでいる瞬間って、おそらくかなり宗教的体験に近い心境ですよね。私は神秘体験と呼ばれる宗教的秘儀の経験は、基本的にゾーンの状態が宗教的に解釈されたものだと思っています。

二村　そうなんです。まさにそうなんですけど、ただ、エロではない宗教を信心をしながらAVを撮ってた人たちは、真面目に（かどうかは僕にはわかりませんけど）信仰をしながら一方で背徳的な仕事をして、矛盾があるのかないのか、とにかく大切なものが本人の中に二つあるわけですよね。それが救いになってたんじゃないか。バランスはどう取ってるんだろう。

僕はもう僕のやり方しかなかったんだなと思ってますけど、よく考えたら僕にも二つありましたね。ふざけたエロと、恋愛とかセックスとか心のことを真面目に考えるという二本立てに取り憑かれてるのが僕の宗教です。それでバランスを取っている。少なくとも矛盾はない。どっちも、もう片方を罰してはこない。ただ僕自身が小さな教祖みたいなもんですから、書いてるときや話してるとき撮影してるときにはゾーンに入れても、結局終わるとじぶんに戻って、じぶんを忘れることはできないですよ。僕のAVでヌいてますって握手を求めてくる人も、僕の本を読んで人生が変わりましたって言ってくれる人もいて、なにしろ僕は自己愛が強いのですごく嬉しいですけど、まあAVはともかく、信者みたいになられるのは困ります。それは怖いから。

『牧師、閉鎖病棟に入る。』（実業之日本社、二〇二一年）という本のご著者の沼田和也牧師は、布教とか患者を癒すために病棟に入《はい》られたんじゃなくて、ご自身が牧師になってから心を病まれて入院された、そのことをごじぶんで綴られた方です。沼田さんのSNSの投稿を見ていると、等身大の彼が今も常に苦しんでおられて、ご自身の欲望について神じゃなくて我々に向けて告白してくれるし、こう言ったらなんだけど、ご本人はあまり救われておられない感じがするんですよね。でも、だから信用できる気がする。

現在のごじぶんの苦しみをちゃんと表明するし、人間が宗教と格闘している感じがする。こんな宗教家もいるんだって思ったけど、きっと他にも沼田さんのような方、おられるんでしょうね。礼拝に一度だけ出させてもらいましたけど、沼田牧師の説教はアトピーがかゆくなりませんでした（笑）。

なにかの思想に救われちゃってる人って外から見ると、やっぱり怖いです。救われちゃってて矛盾がなくなった人は、じぶんを救ったもののためになら平気で嘘をつきそうじゃないですか、他人にもじぶんにも。

狂信者の強さに憧れる

二村　菊池さんのお母さんも、創価の信心はお母さんを救ってくれなかったってことですよね。

菊池　救ってくれなかったですね、全然。

沼田さんのように、宗教家であっても葛藤していいんだ、それが普通なんだってことを伝えてくれる人がいたらよかったな。私のまわりは、創価に少しでも疑いを持つ人は悪と見なす人ばかりでした。後半、母は泣きながら勤行していましたが、もし脱会したかったとしても、できる状況じゃなかったと思います。

私は幼いときこそ信じていたけれど、大きくなるにつれ、じぶんは何を信じているのかわからなくなっていきました。ちょっと年上の信者に「ご本尊様って紙ですよね？普通の紙とどう違うんですか？」なんて聞いたりしていたんです。でも、こんな疑念を持たずにただ信じている人って、めちゃくちゃ強いんですよ。その強さには憧れるというか、うらやましかったですね。あの域まで行けば無敵、迷いもなくなって楽だろうなと思っていました。

でも母は泣いているわけですからね。迷いがあって、無敵じゃないんです。だから本当は私、母には狂信していてほしかったんだと思う。

ところが最近、信田先生とお話していて気づいたのですが、母は私たちを、創価に巻き込まないようにしてくれていたのかもしれません。宗教行事にはたくさん参加させられましたが、サボることも許されていたんですよ、実は。朝晩の勤行も、たいしてしませんでした。これは母が狂信していなかったおかげ。狂信していれば母は死なかったかもしれないけれど、狂信していなかったおかげで、私たち姉妹はある程度守られた。私は、じぶんの存在は母の生きる理由にならなかったという思いを拭えないけれど、ほんの少しでも母が私のことを考えていてくれたかもしれないという可能性には救われました。

横道さんのお母さんも、横道さんが中学生になったら、もうじぶんで決めていいよっておっしゃいましたよね。私の母みたいな気持ちはなかったのかな？　ただ息子には勝てないって理由だけじゃなくて。

横道　うん、なかったと思います。

菊池　あれ、そっか。今もずっと信じているんですもんね。

横道　はい。でも、やっぱり救われていない人だとも思います。以前に言ったように、本当にテレビドラマ好きの恋愛教信者。エホバの証人って、世俗的なものっていうのは、基本的にやっぱり良くない。サタンの側のものだと捉えるのが原則です。たとえば私はオタクな子どもだったので、漫画とかアニメを観てると、母はしょっちゅう介入してくるわけですね。暴力的な表現があるとか、性的な表現があるとかっていうので、私から取りあげようとするわけです。それで私の机の中をしょっちゅう漁りまわって、アニメ雑誌の付録だったアニメキャラのエロティックなポスターを暴きだしたりとかをやって、宗教を信じなくて良いと言ったあとでも私をエホバの証人的価値観から叱責していた。

しかし、母はミーハーな面があって、芸能人みたいな顔の父親と結婚した人ですから、ハンサムな芸能人が出てくるテレビドラマにはすぐに病みつきになってしまう。じぶんの世代の芸能人では郷ひろみが好きだったみたいですね。しょうもない趣味だと思います。「いちばん甘い顔の男性が好き」ということですから。そして郷ひろみのCDを買って、「歌詞が卑猥《ひわい》だ」と言って腹を立てていた。そこはエホバの証人としての罪悪感が働いていたのでしょう。

そして他方、じぶんの外見に自信がないからでしょうが、テレビドラマを観ていてもバラエティ番組を観ていても、女性の芸能人に延々と呪いの言葉を吐いているんです。「下品だ」とか「整形した顔だ」とか。

菊池　よく聞くエホバの方からは、ちょっと想像できない姿です。

横道　人を悪しざまに罵るのも、エホバの証人の世界では「ふさわしくない」言動の典型です。母はある意味では、すごく「ふさわしくない」信者だったんですけど、その事実から逃避していたと思いますね。じぶんと向き合おうとしなかったですね。「人間は弱い生きものだから」という聖書的言説を自己弁護のために多用していました。

あとは、そうですね。じぶんの父親（私の祖父）が教育熱心だったのですが、交通事故で早くに亡くなって、母は大学に行けませんでした。大阪に出稼ぎに来て、奄美大島の実家に仕送りをして、弟を大学に通わせてあげた、という美談があります。

ＰＴＡ的な価値観を内面化していたので、それも母の大きな分裂でしたね。エホバの証人の教義では、原則として大学に進学することは禁止されている。高等教育を受けるぐらいだったら、早くに社会に出てから伝道して布教をしなさいという宗教です。知恵を身につけて、教団に反抗する危険も防止できますしね。

菊池　なるほど。時間だけが理由じゃないんですね。

横道　はい。でも、じぶんの父親にもう一度楽園で再会したいから宗教を信じてるっていう大元の理由があるので、教育熱心だった父親のためにも、じぶんの長男を大学に行かせることを大きな命題にしていた。そのおかげで、私は恵まれました。多くのエホバの証人２世は、親のせいで大学に行けなかったって恨んでいますから。

それを救済する役割を果たしているのが、放送大学などなわけですが、私の場合には、家は破産しそうだったんだけれども、私が大学受験に失敗したあとには予備校に通わしてくれたりとか、大学も途中までお金出してくれたりとか、そういうふうなことをしてくれて、助かりました。

エホバの証人の価値観と、世俗的な人間としての価値観に引き裂かれていたので、母はなかなか正式な信者になりませんでした。エホバの証人って、勉強を始めてから、まずは「研究生」という名の信者予備軍になって、そのあとでバプテスマを受けて正式な信者になります。研究生でいるのは一、二年ほどで、比較的すぐに信者になる人も多いのですが、母は一〇年くらい研究生でした。信者になるのは教団の許可がいるとかではなく、自己判断でＯＫなので、母はかなり葛藤したんだと思います。

菊池　さっき狂信者の強さに憧れたと言いましたが、実際は人間なんだから、1世でも2世でも迷いは残るし、それでいいんですよね。でもエホバや創価は、もっと人間的じゃないことを求めてくるから引き裂かれてしまう。私も今もそれに苦しめられますよ。たとえば寄附とか、いいことをするときにも、ちょっとでも「これがあれば〇〇が買える……」なんて思ってしまったら、じぶんを責め始めて止まらないんです。あー、めんどくさい。だけど横道さんのお母さんもドラマを観ながら苦しんでいたのかと思うと、ちょっと文学を感じます。

横道　文学（笑）。母は発達障害的な特性のために、結局は夢中になって観ているテレビドラマの中で描かれるような人間関係なんかを、全然作れない人なわけです。普通の社交もギクシャクしている。だからこそ宗教にのめり込んでいったわけですね。宗教にハマると、みんな同じような価値観を持っていて、同じ方向を向いて、仲間たちと同じように歩みを共にできるわけですから。そういうわけで宗教団体というのは、発達障害やトラウマ障害を持った人たちを取り込みやすいと思います。

引き裂かれの状況から、コーピングとしての創作へ

二村　カルト宗教もですけど、政治結社や社会運動の右派も左派も陰謀論も、あきらかに顔つきや目つきがおかしくて言ってることとやってることもおかしいのに人気がある政治家も、真面目な人や居場所がないような人、さみしさや生きづらさが根本にある人、身のまわりに対して怒りを我慢している人を巧みに取り込みますよね。

　引き裂かれという言葉は興味深いです。宗教やってなくても発達障害じゃなくても心の穴がとくに大きくなくても、多くの人が欲望と「正しさ」に、むなしさと自己有用感に、左右から引っ張られて宙吊りになってますよ。フェミニストだけどアダルト男性向けコンテンツを楽しんでるとか、教育ママだけどテレビドラマが依存的に好きとか、普通のことだと僕は思います。

　内的自己（本音）と外的自己（建前）に引き裂かれている人は神経症になりやすいだろうし、内的自己をじぶんで否定してるとそれはどんどん過激になっていくでしょう。じぶんが「異常な」ものごとに興奮する人間だってことを認めて世の中や他人には迷惑を

かけずコッソリ折り合いをつけてる人が、つまり異常さを上手に自己コーピングにできている「倒錯者」のほうが比較的、健康なんだと思います。それこそSMをたしなむ人やポルノを愛好する人（腐女子を含む）です。僕もそういう倒錯者でありたいと思っています。ところが規範が強い宗教や政治思想は、良いことと悪いことが「ほどよく」共存するのを許さないから、誰にでもあるはずの平凡な宙吊りの状態が、引き裂かれの苦しみとしてクローズアップされちゃう。

さっきも出たゼロ100思考とか完璧主義とも関係ありそうですが、恋愛の話だと僕は「わざわざじぶんを苦しめるような人を好きになりに行って、その引き裂かれの苦しみを味わってる人がメンヘラ」と定義しますけど、本来、恋愛というのは引き裂かれているから楽しいんです。恋に苦しむことを楽しんでいるという状態がコーピングになっているなら、ストーカーになったり苦しすぎて仕事が手につかなくなったりさえしていなければ、それはそれでいいんじゃないですか。哲学でも（流派にもよるんでしょうけど）二つの考えに引っ張られて宙吊りになって答えが出ないのは、いい状態だってことになりますからね。そこからしか問いが生まれてこないから。

菊池さんにダメさを愛する感覚がおありになるのは、お父さんがダメな方だったからじゃなくて（そういう物語にしちゃうこともできると言えばできるとは思いますけど）、むしろ、それも一種のコーピング、もっと言っちゃうと菊池さんの生命力の強さみたいなものなんじゃないでしょうか。横道さんが昭和の漫画のタブーのなさと出会ったことも、横道さんの生命力なんだと思うんです。

菊池　横道さんに「地獄行きのタイムマシン」の話をお聞きしましたけど、私もじぶんのことを漫画にするときに、タイムマシンに乗ってわざわざ昔のじぶんに会いに行ってるんです。この作業はやっぱりつらくて、もういいわ、もう描きたくないわって思うこともあります。先日、同じようにトラウマのことを書いている作家さんとも、この話題で盛り上がったんですが、描いてくれと求められるのは、やっぱり生い立ちの話だったりするじゃないですか。横道さんはたくさんご本を出されていて、そのたびにじぶんの過去のお話も書かれているけれど、つらくはならないですか？

横道　うん、そうですね。だから私の本てそんなに売れてないんだけど、でも三年間で20冊以上も出してるから、たぶん出版社の人たちが使ってきた金額は結構なものですよね。一冊出すだけでも百万円とか、それ以上かかったりするわけですから。本当にありがたいことだと思っています。

で、話は横道に逸れましたが、毎回じぶんの体験したことについて書いてるわけですから。「う～ん、よくこんなにも書けるな」ってじぶんで呆《あき》れるほどなんですね（笑）。

菊池　もう書きたくない、にはならないんですか？

横道　ありがたいことに、私にはＡＤＨＤがありますから、忘れっぽいんです。だから新しい本に取りかかると、今までにまだ何も書いたことがないかのような感覚になってしまい、新鮮な気持ちで心がいっぱいになって、気分よくスラスラ書けるわけです。

菊池　そっか、そうなのか。

二村　相手を変えては毎回同じような苦しい恋愛でトラウマの再演をしてる人の中にもそういう人はいるのかもしれないけど、横道さんは次々と原稿を書いたり本が出るたびにイベントでしゃべることが、コーピングになっている。仕事量もすごいですけど、その書いたり話されたりする内容が、ほとんどすべてご自身のトラウマや障害に関わることなわけですよね。語りで再現し続けること、経験を繰り返し他者に共有しつづけることもコーピングになっています？

横道　ご指摘のとおりです。私の執筆は完全に自助グループの延長線上にあります。自助グループを私ほど主宰している人も珍しいと思います。四年間で五〇〇回以上開催しましたから。で、自助グループの場合、参加者の話を聞くにしても、私が何かしゃべるにしても、一分間くらいでも、まあまあ長く感じるんですよ。私は主宰者だからタイムスケジュールを気にしながらしゃべってるし、終了時間のうちにすべてを終えなかったら、参加者に迷惑がかかってしまう。ですが、そんなキッキッの制限があったら、言えないことはやはりたくさん出てきてしまいます。それを本にしている、というところがありますね。じぶんのことも書くし、インタビューをやって自助会仲間に話を聞いて書くことも多い。

菊池　たしかに描くことで、自助グループに出たのと同じ効果はありますね。じぶんの過去を再構成することは、ごちゃごちゃに絡まっていた記憶をほぐすような作業で、それによって初めて、過去に起きた出来事の意味がわかることもあります。感想をいただいたり、他の方の体験を取材して描かせていただくことも、ふり返りにつながります。ひどい経験をされた方のお話を聞くと、胸が痛むわけです。でもこれ、じぶんがやられたことにも似てるなと気づくと、私が受けたことのひどさがちゃんとわかる。じぶんを責めるばかりじゃなく、そりゃ多少生きづらくても仕方がないかと思えるようになりました よ。

二村　横道さんが自助グループにハマられたように、僕はここ数年「哲学対話」というワークショップにハマっていて、ほんとに横道さんと同じようにコロナ禍以降オンラインで数百回、参加したり主催したりしました。オープンダイアローグというのは、治療行為なんだけど治療を目的にしない、とにかく対話を継続させることを目的にするんだといいます。哲学対話も同じで、答えを出すためじゃなく哲学の知識を得るためでもなく、とにかく参加者みんなで考え続けるためにやる。

僕は哲学対話にも自助グループやオープンダイアローグと同じようにケアとセラピーの要素というか効果があると感じています。じぶんとは違う人がじぶんと似たようなことや違うようなことを考えている。それに対してアドバイスや否定をせず、じぶんはじぶんの問いについて話す。それを足がかりにして別の人がまた違う問いを生む。難しい言葉を使わずに、考えるということだけを一緒にやっている他人が複数いる。これが建設的な議論だったり相手を論破するエビデンスの応酬とかだとダメなんです。対話中はじぶんを含めた参加者を誰も否定しない（攻撃も、自虐も謙遜もしない）というルールさえ守れれば、発達障害者に向いている場のようにも思えます。哲学というのは空気を読んでいたら成り立たない営みなので。

さっき宙吊り、引き裂かれって話をしましたけど、答えが出ていない宙吊り状態のまま、否定をしてこない他人がいる場で（横道さんの本も菊池さんの漫画も、編集者や読者という他人がいますよね）じぶんの体験や考えや悩みやとらわれを再構成していくことに意味があるんでしょうね。一人相撲でやるんじゃなく、硬直した関係の家族や指導者ではなく、親代わりのように密着した恋人でもない、ある程度の距離がある他人がそこにいると、じぶんのことを考えていても苦しいじぶんに戻らずにすむ。苦しくて自動的に起きてしまう解離ではなくて、創作のときのように意図的に解離してじぶんを客観視し、心理的安全性がルールで守られている場で内的自己をカミングアウトして他人と共有する。それが、また自傷的な営みになっちゃうとまずいですけど。

　これもさっきちょっと言いたかったんですけど、つらい恋愛をずっと反復的に続けていた人が、ある日とつぜん「気がすむ」とか「じぶんのやってることに飽きる」っていうことがありますね。

菊池　そうですね、ありますね。

二村　アルコールとか薬物に脳を完全にハイジャックされている依存症には、いわゆる「スリップしちゃう」みたいなこともあるし、難しいんでしょうけど。それに、別のことに依存が移行しただけって可能性もありますけど。人生に相当がっちり食い込んでた自傷行為とか共依存関係とかで、懲りたっていうんでもなく、やめようと努力したわけでもないのに、ふと、急に「もういいや。もう、やらなくて大丈夫」が訪れることが稀にある。全員に訪れるとは限らないけど。

菊池　うん、わかるわかる。

横道　私もADHDで飽きっぽいからか、あるいは限界を超えたということかわからないけど、ふらっと解放されることはよくありますね。私の糖尿病でいうと、これは診断されて食事に気をつけていたので、努力はしていたんだけど、あるとき努力を超えたような仕方で、ふらっと「食べるのがめんどくさい」と感じることが出始めました。私も菊池さんの心境に近づいているのかも。

二村　起きることを期待しているとそれは起きないかもしれないですけど。そういうことが起きた人には心の中というか、脳の中で何が起きたんですかね？

Epilogue

菊池真理子
二村ヒトシ
横道誠

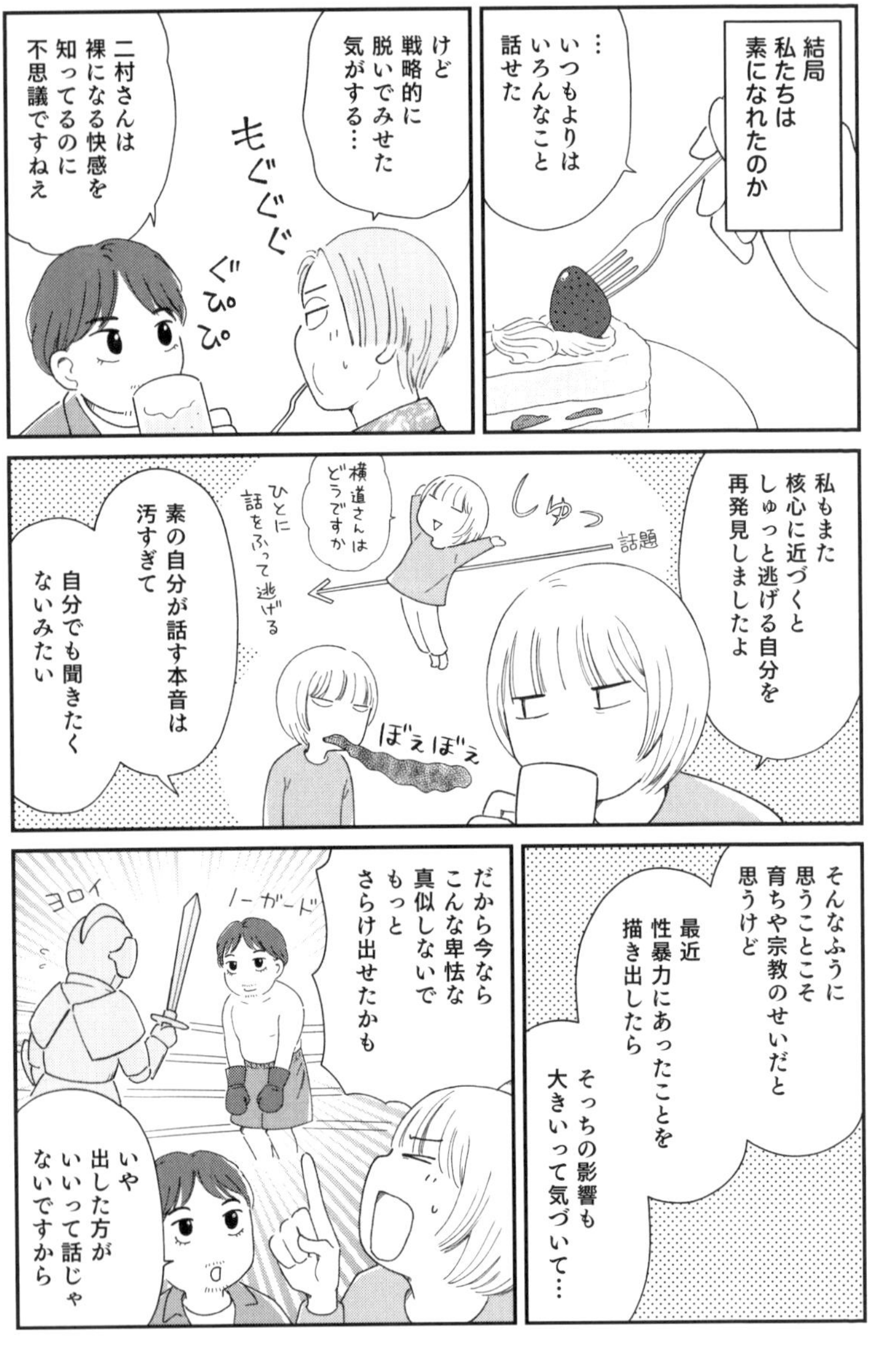
結局
私たちは
素になれたのか
…
いつもよりは
いろんなこと
話せた
けど
戦略的に
脱いでみせた
気がする…
モぐぐぐ
ぐぴぴ
二村さんは
裸になる快感を
知ってるのに
不思議ですねぇ
私もまた
核心に近づくと
しゅっと逃げる自分を
再発見しましたよ
しゅっ
話題
横道さんは
どうですか
ひとに
話をふって逃げる
ぼぇぼぇ
素の自分が話す本音は
汚すぎて
自分でも聞きたく
ないみたい
そんなふうに
思うことこそ
育ちや宗教のせいだと
思うけど
最近
性暴力にあったことを
描き出したら
そっちの影響も
大きいって気づいて…
だから今なら
こんな卑怯な
真似しないで
もっと
さらけ出せたかも
ヨロイ
ノーガード
いや
出した方が
いいって話じゃ
ないですから

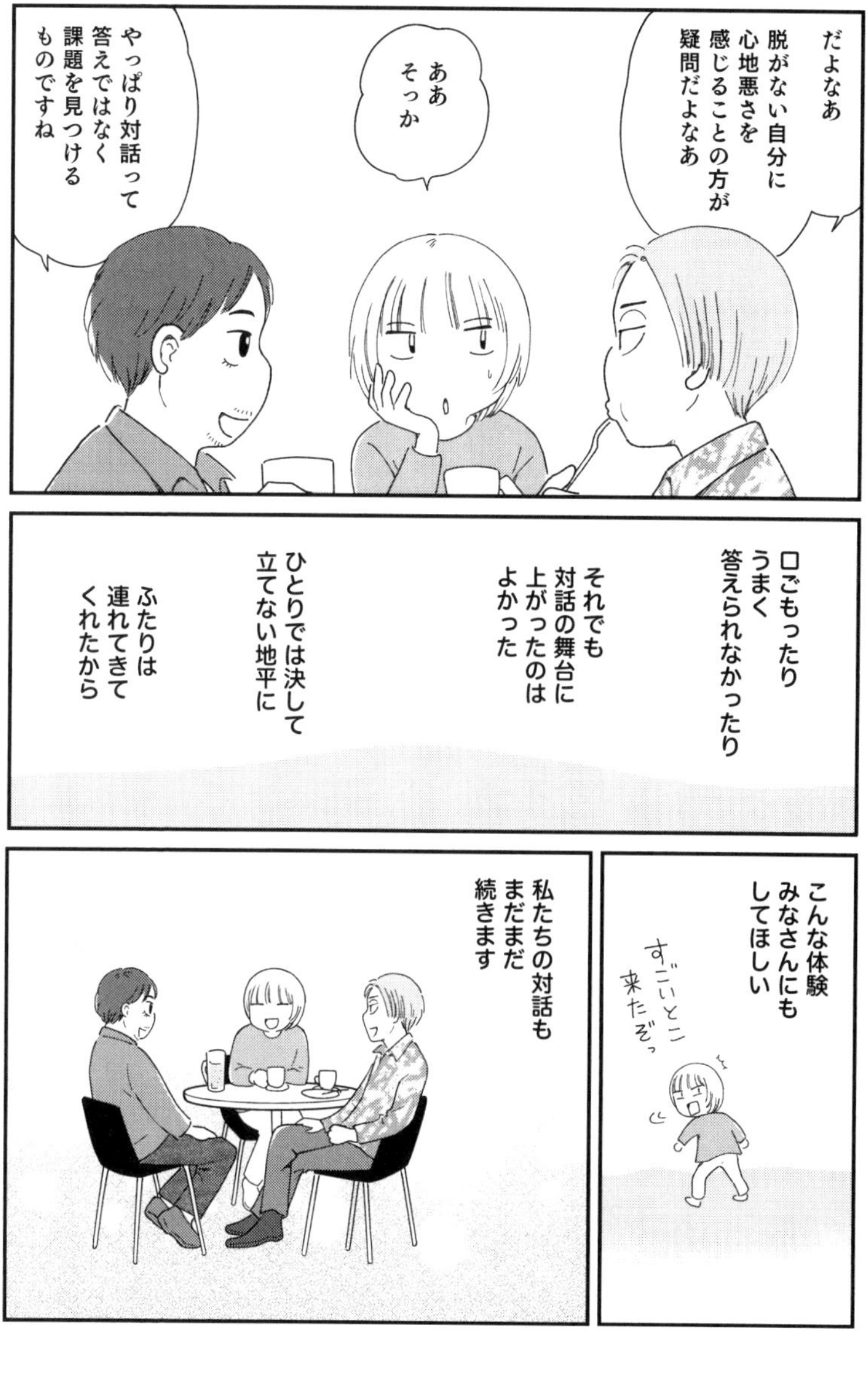
だよなあ
脱がない自分に 心地悪さを 感じることの方が 疑問だよなあ
ああ そっか
やっぱり対話って 答えではなく 課題を見つける ものですね
口ごもったり うまく 答えられなかったり
それでも 対話の舞台に 上がったのは よかった
ひとりでは決して 立てない地平に
ふたりは 連れてきて くれたから
こんな体験 みなさんにも してほしい
すごいとこ 来たぞっ
私たちの対話も まだまだ 続きます

対話のあとに

●

二村ヒトシ

嘘の裸

録音を書き起こしたテキストに三人がそれぞれ手を入れたものを読み終えたあと、みんなで雑談しているときに、横道さんが「二村さんは言ったことをめっちゃ書き直すし、言わなかったことを書き足しますよね」と言った。

以前、別の本の共著者にも同じことを言われて、恥ずかしく感じた記憶がある。そのときは口には出さなかったが「いや、話したことを本にするんだから書き直したり書き足したり、より良い内容にするのは当たり前でしょ」という意識で気持ちを抑えこんだので、なぜ恥ずかしく感じたのか自分でよくわからなかった。心の中であっても反論をしてしまったので、内省（反省ではなく、自分がそれをした理由や意味を自分に問うこと）ができなくなった。

だが今回は、この本に収録されてることを話したあとだった。おれは菊池さんのまえがき漫画のもとになったやりとりで話したようなことをまじえて応答した。

おれが人の心のガードを解くのが比較的うまいのは、おそらく自分の「心の局部」のようなものを率先して相手に見せてしまうからだと思う（もちろん、そのやりかたが通用しない人や、おれのような人間に接すると警戒してガードをかたくする人もたくさんいます）。それは、おれが仕事中に実際の局部を出すことに抵抗がなく（イベントの壇上とかでは出しませんが）、公式に下ネタを言うことにもリスクを感じない人間だからで、しかしおれが見せる心の局部や口にする下ネタは「演出された局部」「演出された下ネタ」だ。

一度口からでた言葉を本にするとき、あとから可能なかぎり文章をかっこよく直し、どこかで聞いた一般論も書き加え、見せてもこっちにリスクが少ない局部に修正する操作をしているのも演出だ。なぜそんな面倒くさいズルいことをしているのかというと、モテたいからだ。その自覚はある。

そしたら、それを聞いていた菊池さんが「嘘の裸ですよね」と言った。

はっきり言うなあと思ったが、この発言に、おれに向けての非難や分析の意図はないように思えたし、おれのために敢えて言ってくれたとか鋭いことを言ってやったとか、そういう色もなかった。菊池さんはそのとき感じたことを、ただ口にしただけだ。むしろ当事者性をもって、つまり自分ごと（まえがき漫画やあとがき漫画をご参照ください）として話されたのかもしれない。だから素直に言葉が口からでたのかもしれない。

おれはまた恥ずかしさは感じたが、傷ついてはいなかった。それは、おそらくおれが菊池さんと自分を対等だと感じていて、彼女を信頼もしていて、話すときに心理的な安全性も感じているからで、つまり三人でのセックス直後のピロートークみたいな（また下ネタを入れてしまった）この事後の雑談は、雑談ではなかった。まだ対話が続いていたのだ。

そもそも横道さんの「二村さんは書き直すし、書き足しますよね」という言葉が批判ではなく、指摘ですらなく、横道さんの率直な感想に聞こえた。それも、おれが横道さんに心理的安全性を感じていたからだろう。その言葉を聞いても、おれの心は防御体制をとらなかった。

心理的に安全な場で、素直に言えたり聞けたりして、結果としてそこにいた人の心になんらかの変化が起きたらそれは対話だ。

対話と議論

事後のピロートークが雑談ではなく、そのセックスの感想を対等に伝えあう対話（それができれば、結果として次のセックスの内容はより良いものになるかもしれない）でもなく、どちらかが我慢していた関係についての議論みたいな話になって、破局するカップルはいると思う。

夫婦とか親子とか仕事で利害ある関係とかで対話をするのはむずかしい。つい議論になってしまうか説教になってしまうか、あたりさわりのない雑談になってしまう。

議論には「自説や都合を述べて相手を譲歩させる」とか「事態を（おたがいを）分析する」とか、なんにせよ目的がある。なんなら「相手を論破したい」とか「勝手に論破した気になる」とか、どう考えても心の穴に由来することが議論の目的になっているのもＳＮＳなどでよく目にする。議論の場は心理的に安全な場ではない。

雑談には「仲良くなる」とか「敵意がないことを示す」とか「黙ってると気まずいので、その場の空気を埋める」とか「その日の相手のご機嫌を探知する」といった、いちいち意識されてない目的がある場合が多い。

だから発達障害者やトラウマを持たされた人の中には暗黙の目的が読めず、雑談が苦手な人、大規模な雑談である飲み会やパーティーが苦手な人も多いだろう。むしろ戦闘的な議論のほうが得意だという発達障害者も(定型発達者も)いると思う。

また、傷ついている側が、自分を傷つけている相手と対話しようとすることは心理的に困難だ。

だが、雑談が苦手な人こそ議論に嵌《はま》らず、カルトにも嵌らず、対等な対話ができる場所と出会えるといいのになあと思う。対話は、明文化されたルールで対等さを保とうとするから、ルールさえ守れれば対話は意外とできる。できれば三人以上でやるのがいい。対話は必ずしも、この本で我々三人がやったような自分の背景や「生きづらさ」について突っ込んだ自己開示をするものでもない。もっと軽い対話があってもいい。

映画や本の感想を述べあうのだって、相手の感想を否定せず不要な知識マウンティングをしなければ、それは対話になる(もちろん相手の感想と異なる感想を述べるのはかまわない。というか、そのほうがいい。ちがうことを言っているのに否定しあわないでいられれば、たのしい宙吊り状態が生まれる)。

対話には目的がない。目的があるとすれば、ただ対話しつづけて対話的な関係を持ちつづけようとすることだけが対話の目的なのだそうだ。終着点もない。

対話と雑談も異なるものだが、思ったことを素直に話しながら相手のことを否定はしないという対話のルールが身にしみている人とであれば、雑談してたら突然そこに対話が生じたということはありうる。横道さんや菊池さんと話していて、そう思った。

社会のため、政治や法律の整備のためや学問のため、生産性のためには、議論というものは必要なのだろう。だが、心のためには議論は不必要というかむしろ有害で、心に必要なのは対話だろう。

「なぜ」そんなに嫌われたくないのか「どうすれば」苦しくなくなるか

話を戻す。菊池さんの「嘘の裸ですよね」を聞いていた横道さんが「二村さん、それをあとがきで書いたらおもしろいんちゃいますか」と言った。

対話のルールでは、指示や命令をしてはいけないのはもちろんだが、アドバイスもしてはいけない。それが心の治療の場における対話だったとしてもだ。対話の相手に「こうしたほうがいい」「こうするべきだ」とアドバイスすることは、その相手の現状についての否定になってしまうからだ。だがこのとき、おれは横道さんからアドバイスや指示をうけたような気はしなかった。

横道さんは、おれがそれを書いたらきっと自分はおもしろいと思うだろうと、自分を主語にして話した。書くも書かないもおれ次第だった。おれの心理的安全性は、おびやかされなかった。それで、おれの心は動いて、おれはいま、あとがきに自分の嘘の裸について書いている。

書いていてわかったのは、命じられないで書きたいから書くということをすれば、誰かから詰問や尋問をされることなく自分で自分に問えるんだということだ。それは対話も同じだ。誰かと対等に対話をしていると、人が言ったことをヒントに自分で自分に問う自由が生まれる。

おれは、なぜ本当の裸になれないのか。

本当の裸とはなんだ。

対話とは率直な言葉でなされなければならないのではないか。おれがこの本の制作過程でやったことは、素直に話してくれたお二人に無礼だったのではないか。

おれが見せている局部は、弱点ではない。おれは本当の恥部や弱みを人に見せないようにしている。一番まずい部分を隠すために、見せても大丈夫な裸を率先して見せておいて「おれは大らかで下品だが、いいことも言う、かしこくて多様性のある人間だ」と言外に表してモテている。

撮影現場で用もないのに監督が局部を出して女優さんが喜べば、AVが嫌いじゃない人は「そんなものか」と思うだろうが、嫌いな人は「そうやって女優を騙《だま》している」と思うかもしれない。おれが局部を出すことには、何のリスクもないからだ。

さっき対話について偉そうなことを書いたが、おれ自身が一番ルールを守れていない。対話には目的がないから安全な場であるはずなのに、おれはおれがモテるという目的のために対話をしている。

どうやったら本当に脱げるのか。このやりかたでずっとやってきて、これ以上どうやって脱げば本当の裸になれるのかがわからない。

共著の作業で後出しジャンケンのようなことを一切やめればいいのか。かっこいいようなことを言わないようにすればいいのか。

できるだろうかと自分に訊いてみても、そんなことは怖くてできないという感情しか湧いてこない（いま、このあとがきすら、かっこいい文章で書いてモテようとしている）。

なぜそうまでしてモテたいのか。なぜ自分の薄っぺらさや気持ち悪さがバレると、きっと嫌われると思いこんでいるのか。なぜそんなに他人から嫌われることが恐ろしいのかというと、そういうタイプの愛着障害者だからだとしか。

おれはモテることで母親を見返したいのだろうか。

自分に問うているうちに、だんだん「なぜ」を考えても仕方がないような気がしてきた。自分に「なぜ」と問いかけるのは、自分自身を責めていることにしかならないからだ。

モテたいと願って、言ったことをあとから直したりかっこよさげな文章を書いてしまい、モテるようなふるまいをして実際にモテてしまうことは、発達の特性という言いかたに倣《なら》うなら、おれの愛着の特性なのだ。これはもうどうしようもないのではないか。

だから、きっとおれはこれからもそういうことをするだろう。たのしいからだ。それはおれのコーピングなのだ。おれはそこには実は罪悪感を抱いていない。自分が運が良いことにも本当は罪悪感を抱いていない。本書で「モテていることに罪悪感があります」などとしおらしいことを言ったが、そう述べることがまさに嘘の裸だったのではないだろうか。

では、何に罪悪感と自己嫌悪を抱いているのか。苦しさは確実にある。おれは何に引き裂かれているのか。

思いあたった。

モテてしまうことで、おれを好いてくれる人みんなについ、いい顔をする八方美人になって他人に優しくしてしまう（自分のキャパに妙に自信があったのだろう）。ところがそのうち優しくしきれなくなってきてイラついて、言うべきではなかったことを言ってしまって相手を傷つける。これは母が周囲にやっていたことだ。おれもやられた。母のそういうところが嫌いだったのに、おれは母がやっていたのと同じことをやっている。優しくできる人の数は限られているのに、誰にでも優しくしてしまい、一度優しくした相手に最後まで優しくしきれないことに罪悪感がある。そしてこちらがイラついたことで、相手から嫌われるどころか憎まれてしまうことを恐怖するのだ。

どうすればいいのか。

おれが優しくない人間であることは、おれが優しくできなかった人にはわかっていることだ。もう周囲にもバレているだろう。おれだけがバレてないと思っていたのではないか。

もともとおれは、自分のことをかっこよく見せたい愛着障害者だが、それ以前に人との関係をうまくやれない（やれているふりをしているだけの）発達障害者だ。同時にその両方であることがおれの特性だ。自分にしか興味がないのだ。八方美人であることなんてできない人間だったのに、それは周囲はとっくにわかっていたのに、自分だけができると思っていた。

おれが優しくしたけれど最終的に優しくしきれず、ひどいことを言ってしまい、おれのことを憎んだ人への罪悪感は、ちゃんと持っていたほうがいいと思う。それは持っているべき罪悪感だ。だがこれ以上よけいな罪悪感を増やす必要はない。苦しいだけだ。

ナルシストであることやモテようとすることは、後天的な愛着障害性でありコーピングだが、無理にやめたら別のもっとヤバい嗜癖を始めるだろう。それはやめなくてよい。嫌われたくなくて八方美人になることをやめよう。それはできる気がする。嘘の裸を見せるのはいいが、嘘の優しさをやめよう。

発達〈障害〉という名称

おれが中学生のときだ。おれ抜きで教師と面談して帰ってきた母が、おれに「ヒトシ君はさぞ育てにくいでしょうなあ、って言われたよ！」と吐き捨てた。

五〇年ちかく昔のことであるが言われたほうはいまだによく覚えている。わざわざおれがいないところで言ってくれた教師の気づかいはぶち壊しだが、母もおれのたび重なるわがままに対してイライラしていて、そのとき虫の居所が悪かったのだろう。言っちまってあとでまた罪悪感を持っただろう。

現代だったら教師は母に「発達障害の可能性があります。医療機関で検査を」と言ったかもしれないというか、きっと言ったな。

旧知の菊池さんにうっかり取材されて、おれと母の関係は機能不全だったことを認めざるをえなくなり、菊池さんが二〇一八年の夏に上梓した漫画『毒親サバイバル』（KADOKAWA）に、おれは11人のアダルトチルドレンの一人として登場した。二〇二三年の一月に『ひとつにならない——発達障害者がセックスについて語ること』（イースト・プレス）の刊行に伴い、著者の横道さんと初対面で下北沢の書店にて対談することになり、おれはセックスの話をすればいいのかと思ってうっかり出かけていって、横道誠という人に魅了され、気がつくと自分の発達障害性についてべらべらしゃべっていた。

二つの出来事で、おれは本当にいろいろ自分についての謎が解けたように感じてしまった。うすうす勘づいていた自分の「ほどよくなさ」に、名前をつけてもらった気がしたのだ。

いや、菊池さんも横道さんも医者ではないから、おれは診断されて病名をつけられたわけではなかった。おれは二人からそれぞれ別々に、おれについて説明してもらったおかげで、おれは実はずっと困っていたのだと認識することを自分に許した。それから、仲間がいるということを知って、おれの苦労はおれが愚かなためだけではないと考えることをやっと覚えた。自分を許してずいぶんラクになった。ここでもおれは運が良かった。

現代の子どもたちの中にも、運良く過ごせる子もいるだろう。もちろん生きづらい子も、学校での苛烈ないじめに苦しんでる子も、両親ともに発達障害者で生活上の余裕のなさにあえいでいる子もいるだろう。しかし、いい医者に的確に診断されれば幼いうちから合理的配慮を受けられる場合もあるだろうし、仲間と出会えて一緒に変化していける機会もあるし、自分の特性と対処法を知るための本もたくさんあるし、なにより横道さんが書いた本がある。

だが大人になってから医者に診断されて、仲間と出会うまえに病名だけをつけられてしまう人はキツいと思う（そういう人でも、そういう人のために書かれた本を読むことはできるのだが）。

発達の凸凹の凸（強み）の部分が、おれのような珍妙な仕事に就ける凸ではなく、たとえば受験勉強がとてもよくできたとか（お金のある親が内心「この子は将来きっと人間関係で苦労するだろうから」と心配して過剰な教育投資や教育虐待をし、そのトラウマでますます発達の凸凹が激しくなるとか、でもそれで高学歴になることはなれたとか。そういう親は往々にして子が発達障害であることを認めないから、診断も遅くなるだろう）、理数系の仕事で活躍できているが凹（困難）の部分で恋愛関係がからきしダメで婚活も連敗中とか、職場や家庭でうまくいかないとか。そういう人が「自分はもしや」と思って診断を受けたらビンゴで、それでラクにはならずに、逆に重篤なショックを受けてしまうケースもあるだろう。

凸の部分が実業に活かせている優秀な人が、凹の部分への世間や親の差別感情を内面化（超自我《スーパーエゴ》化）してしまうこともあるのではないだろうか。そして自分自身を差別して落ち込み、自傷的な依存に耽ったり、自分と似ているタイプの（けれど思想的には真逆な）人を異常に憎んでインターネット上で攻撃したりするようになる人もいる。

これも事後の雑談で横道さんに見解をうかがったところ、「なにしろ発達〈障害〉とか、自〈閉〉スペクトラム症とか注意〈欠陥〉多動とか、とにかく名称の印象が悪すぎて」とおっしゃっていた。医療のほうではすでに「神経発達症」という表現になっているという。しかし行政ではずっと「発達障害」という古い言葉が使われているのだという。「ハッタツ」と略せば侮蔑の意味がこもる。自分のことを発達障害だと認めたくない人が多いのも仕方なかろう。

愛着障害という言葉は、これも侮蔑の意味が定着してしまった「メンヘラ」よりはいくぶんましな気もする。実際にはそんなことはないのだが、メンヘラって言うと女性に多いという先入観があり、男性にはわざわざ「メンヘラ男」とつけなければならない感じもある。

言葉狩りをしたいわけではないが、希望を失ったり奪ったりするニュアンスを含む言葉で自分のことや他人のことを呼ばないほうがいい。おれは日常で下ネタを言う感じでよく差別語も口走ってしまい（これも母の影響だ）めちゃめちゃ後悔する。

横道さんたちが提唱している「ニューロダイバーシティ（脳神経系の発達の多様性）」「ニューロマイノリティ（脳神経の活動における少数派）」という言葉は美しいとおれは思う。

これはあくまでもおれの突飛な考えだが、先天的だろうと後天的だろうと、つまりＡＤＨＤもＡＳＤも機能不全家庭やカルト宗教家庭で育ったアダルトチルドレンも、ほかの何らかのトラウマに苦しむあらゆる人もパニック障害の人も、愛着障害者もメンヘラも、重症だろうが軽症だろうが風呂キャンセル界隈も、サイコパスも変態も男好きも女好きも、オナニーが好きすぎる人も恋愛やセックスが苦手な人も、人とよく喧嘩する人も恋人や愛人が沢山いる人も、いわゆる堅気の仕事に就けない人も、仕事や恋愛がキツくて鬱になっちゃった人も、神経症になった人も心因性アトピー患者も、何かの依存症になった人も統合失調症者も天才も知的障害者も知的ボーダーの人も大金持ちもホームレスも、あせると「やらなくてはいけないこと」の優先順位が混乱してしまう人も、あせってなくても「いま、やらなくてもいいこと」をダラダラやってしまう人も、誰も自分のことをわかってくれないと思っている人も、家をでたとたんに忘れ物に気づいて何度も戻る人も、怒りっぽい人も子どもが苦手な人も、すべての高齢者も加齢が原因じゃなく認知症ぎみの人も、あと職場や学校で変人だと思われてる人みんな、どっかほんのちょっとでもおかしなところやユニークな部分があると自覚してる人は、いったんまとめて全員「ニューロマイノリティ」でいいのではないか。全部の人数を足したらマジョリティより多くなるんじゃない？「ニューロマイノリティ」が長かったら「ネウロ」[1]でも「ネルフ」[2]でも「ニュータイプ」[3]でもいい。意味は同じようなものだ。

（1）ネウロ…週刊少年ジャンプで2005〜2009年に連載された松井優征の漫画作品『魔人探偵 脳噛ネウロ』の主人公。
（2）ネルフ…アニメ作品『新世紀エヴァンゲリオン』（1995〜2021年）に登場する、人類の敵である怪物「使徒」の襲来に備え、殲滅するための特務機関。
（3）ニュータイプ…アニメ作品『機動戦士ガンダム』（1979年〜）に登場する、宇宙植民地時代に適応して脳神経系が発達し、旧人類とは異なる優れた認知能力を得た人々のこと。

もちろん、全員まとめて丸めてしまおうというのではない。それぞれの生きづらさと苦しさがあって、それぞれはまったく異なる。それぞれの人生への自己対処や適切な配慮は個別に考えられなければならない。

だが、あらゆるニューロマイノリティに共通して必要なのは人生を生き抜くためのコーピングだ。コーピングしていないと我々は、ふと死にたくなってしまう。別にいつ死んだってそんなに未練はないというのがおれの本音でもあるのだが、でもマイノリティをマイノリティだからという理由でいじめた奴らより早く死ぬのは悔しくない？

コーピングとしての創作未満の表現活動

コーピングに熱中できているとき「死にたさ」を忘れられる。だが、これが依存症的なコーピングだと、コーピングのしすぎで死んだり逮捕されたりがマジである。やってるときは我を忘れているが終わると快楽が急に消えて死にたさが倍増するようなコーピングが、依存症になりやすい悪いコーピングだ。

それで、この本は対話で作った本だから目的も結論も特にないのだが、やはりこれも事後の雑談で三人の意見が一致したのは、表現活動というものがニューロマイノリティのコーピングとしてなかなか悪くないということだった。

そうすると今度は「横道さんも菊池さんも二村も表現のプロ。自分は発達障害だが、表現の才能が何もない。発達の凸凹というが、自分には凹しかない」という声が聞こえてくる可能性があるが、コーピングとしての表現活動はプロだったり優秀だったりすればいいってもんじゃないのだ。

表現で大成功して有名になって金持ちになったアーティストとか作家とかタレントって、決めつけるようですが、まあだいたいたいニューロマイノリティだ。もともとはコーピングとして創作や表現活動をしていたのだろう。ところが売れてしまって次作を期待されすぎて追い詰められ、創作や表現がコーピングではなくなり、アルコールやギャンブルや薬物や性犯罪やインターネットでの喧嘩などの依存症的で迷惑で危険なコーピングで自分を癒すようになって破滅するスターもいる。

表現は、責任が生じすぎないように適当に、競争はせず、でも真剣にやるのがコーピングにいい。だから才能とやらは、なくても全然いいのだ。結果ではなく、やっているという過程がコーピングだ。プロを目指して小説や漫画で新人賞に応募しつづけて落ちつづけていたらコーピングにならないから、手軽な同人誌をどんどん作るほうがいい。やっていて苦しくなったらやめたらいい。

文章を書いたり絵を描いたりが苦手でも、折り紙を折ったり料理に凝ったり、楽器の演奏でもカラオケを真面目に歌うのでも、コスプレでも異性装でもいい。つまり真剣にやることで意図的に精神の解離状態を作り、苦しい自分ではない状態でほんのちょっとだけ他者に触れて、そこから安全に戻ってこれることがきっと安全なコーピングなのだ。ＳＮＳへの投稿であれば、ただ面白おかしいことを書いてるだけならコーピングになるが、冷笑や政治的な論争にのめり込むと、やがて頭に血がのぼって自分が見えなくなって、すぐ依存症になる。

創作や表現だけでなく、対話の会に参加することだって、たのしいコーピングになる。否定されずに、反論せずに内省ができる安全な場。一見ほどよい人に見えた参加者たちが、自分の言葉で話しているうちに次第に世間を忘れて、自分のニューロマイノリティ性に気づいていく。あれこそが安全な解離なんじゃないかと思う。みんながいい意味でバラバラで、カルト的な熱狂やヒーリングの場とは全然ちがうのだ。

最後に、いまさら話は変わるが、もう一点どうしても書いておきたいことがある。おれが横道さんに教わった、というか真似するようになったライフハックだ。疲れやすいADHDが文章を書くという表現活動をするとき、寝っ転がってスマホで書くのは大変よろしい。疲れてしまって書きたくなくなっちゃったらコーピングにならない。この長いあとがきもほぼ寝っ転がって書いて、いま書き終わるところだ。ほんと、ニューロマイノリティにとって持つべきものはニューロマイノリティの仲間だと思う。

自助グループっぽい
感じで語りあおう
ということで
始めた対話
なのですが、
不器用な私には
なかなか難しくて(笑)。
三村さん、菊池
さんにたくさん
支えていただき
ました。
大感謝す!!

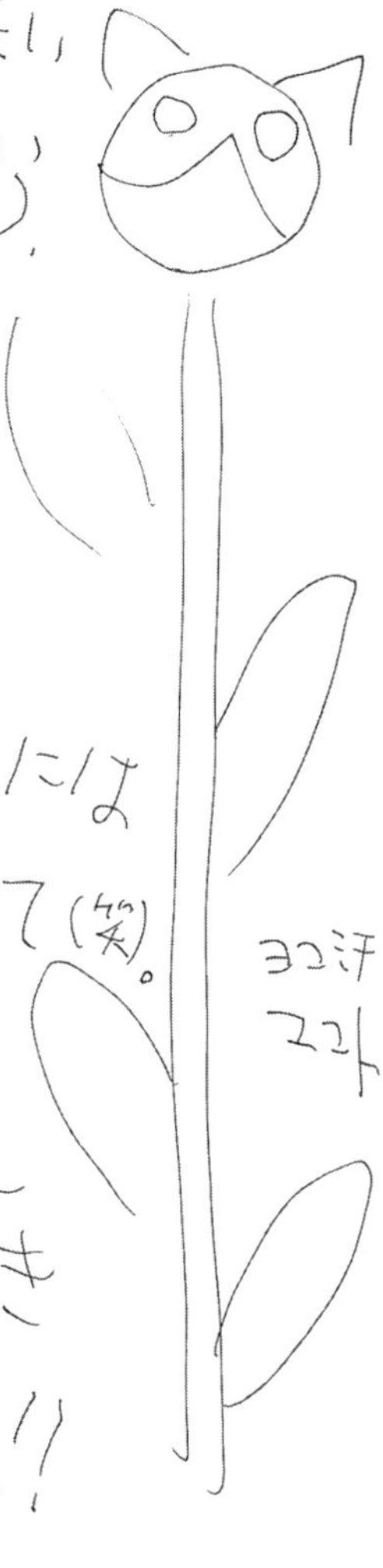

ヨコ汗
マコト

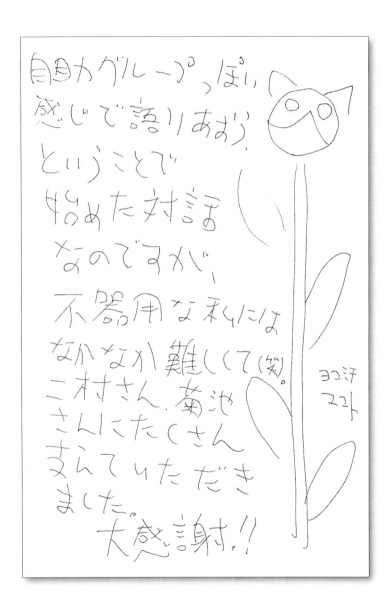

◉著者略歴

横道 誠（よこみち・まこと）

京都府立大学文学部准教授。1979年、大阪市生まれ。博士（文学）（京都大学）。専門は文学・当事者研究。著書に『信仰から解放されない子どもたち――#宗教2世に信教の自由を』（編著、明石書店）、『発達障害者は〈擬態〉する――抑圧と生存戦略のカモフラージュ』（明石書店）、『アダルトチルドレンの教科書――回復のメタメソッド』（晶文社）、『酒をやめられない文学研究者とタバコをやめられない精神科医が本気で語り明かした依存症の話』（松本俊彦氏と共著、太田出版）など。

菊池真理子（きくち・まりこ）

漫画家。1972年、東京都生まれ、埼玉県在住。2017年、アルコール依存症の父と家族の姿を描いたノンフィクションコミック『酔うと化け物になる父がつらい』（秋田書店）で大きな話題を集める。2022年には、自身を含む7人の宗教2世の体験をつづった『「神様」のいる家で育ちました ～宗教2世な私たち～』（文藝春秋）を発表。最新刊に、2024年刊行の『うちは「問題」のある家族でした』（KADOKAWA）や『壊れる前に旅に出た』（文藝春秋）など。

二村ヒトシ（にむら・ひとし）

アダルトビデオ監督。1964年、東京都生まれ。慶應義塾大学文学部中退。著書に『すべてはモテるためである』『なぜあなたは「愛してくれない人」を好きになるのか』（ともにイースト・プレス）、『AV監督が映画を観て考えたフェミニズムとセックスと差別と』（温度）、『どうすれば愛しあえるの』（宮台真司氏と共著、KKベストセラーズ）、『オトコのカラダはキモチいい』（金田淳子氏・岡田育氏と共著、角川文庫）、『欲望会議 性とポリコレの哲学』（千葉雅也氏・柴田英里氏と共著、角川ソフィア文庫）、『深夜、生命線をそっと足す』（燃え殻氏と共著、マガジンハウス）など。

「ほどよく」なんて生きられない
――宗教2世、発達障害、愛着障害、依存症、セックス、創作活動をめぐる対話

2025年5月5日　初版第1刷発行

著　者　横道　誠
菊池真理子
二村ヒトシ
発行者　大江道雅
発行所　株式会社　明石書店
〒101-0021　東京都千代田区外神田6-9-5
電　話　03（5818）1171
FAX　03（5818）1174
振　替　00100-7-24505
https://www.akashi.co.jp/

装丁　清水肇（prigraphics）
装画　菊池真理子
印刷・製本　モリモト印刷株式会社

（定価はカバーに表示してあります）　ISBN978-4-7503-5938-0

発達障害者は〈擬態〉する

抑圧と生存戦略のカモフラージュ

横道誠 著

■四六判／並製／216頁　◎1800円

自らも発達障害の当事者であり、自助グループを運営する著者が、当事者間では一般的ながら、支援現場ではまだ浸透していない発達障害者の〈擬態〉について11名にインタビュー。当事者の「生きた声」と「発達障害者の内側から見た体験世界」をリアルに伝える。

●内容構成●

第1章　ふつうっぽさを出そうと「擬態」をしていましたが、「ふつうじゃなさ」が周囲に漏れていました。
第2章　僕の問題は書字障害で、文字が頭に浮かんで来ないんです。
第3章　世間とどう向きあったらいいのか、最適解はわかっていません。
第4章　女性に擬態して、定型発達者に擬態して、日本人に擬態しようとしました。
第5章　毎年のように国家資格に挑戦しつづけていて、一〇個の国家資格を持っています。
第6章　私を助けてくれているのは趣味です。趣味のお陰でメンタルの安定が保てている部分があります。
第7章　サルトルが言った「地獄とは他人のことだ」という言葉に完全に共感します。
第8章　「擬態」は抑圧だと思っています。じぶんを抑えながら、死んだような気持ちになって仕事をしていました。
第9章　私の当事者性は、日本の女性で、就職氷河期世代で少し発達障害者というところにあります、たぶん。
第10章　みんなが顔色をうかがっているなかで先陣を切って飛びこんでいくのが好きなんです。
第11章　周囲とひたすら戦っていた。どうして明文化されていないものに合わせないといけないのって思って。

信仰から解放されない子どもたち
#宗教2世に信教の自由を　横道誠編著　◎1800円

ルポ　宗教と子ども　見過ごされてきた児童虐待
毎日新聞取材班編　◎2000円

〈逆上がり〉ができない人々
発達性協調運動症（DCD）のディストピア
横道誠著　◎1800円

身体をうまく使えるためのワークブック
学校では教えてくれない　困っている子どもを支える認知作業トレーニング
自分でできるコグトレ⑥　宮口幸治編著　石附智奈美著　◎1800円

カモフラージュ　自閉症女性の知られざる生活
サラ・バーギエラ著　ソフィー・スタンディング絵
田宮裕子、田宮聡訳　◎2000円

アディクト（依存者）を超えて
ダルクの体験を経た9人の〈越境者〉の物語
市川岳仁（三重ダルク代表）編著　◎2400円

小児期の逆境的体験と保護的体験
子どもの脳・行動・発達に及ぼす影響とレジリエンス
J・ヘイズ＝グルードほか著　菅原ますみほか監訳　◎4200円

群れから逸れて生きるための自学自習法
向坂くじら、柳原浩紀著　◎1800円

〈価格は本体価格です〉